マネするだけで“若返りやせ”！

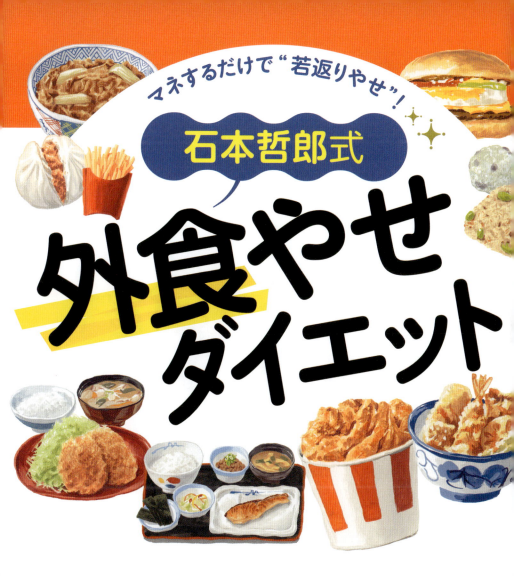

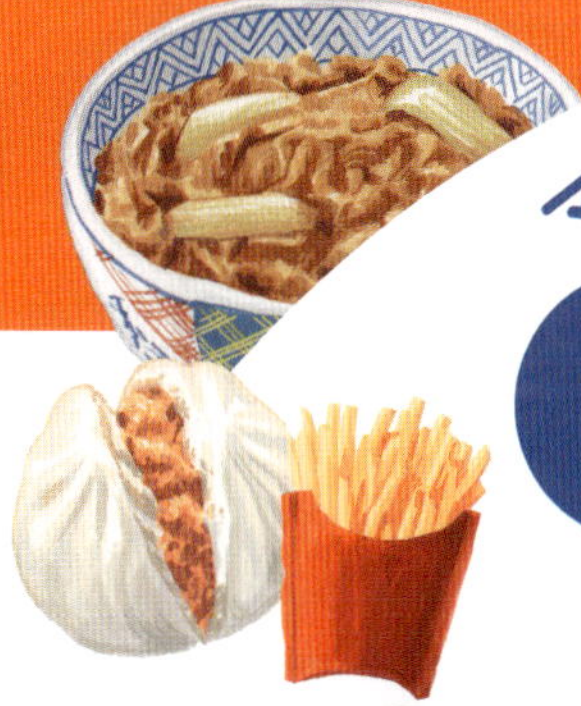

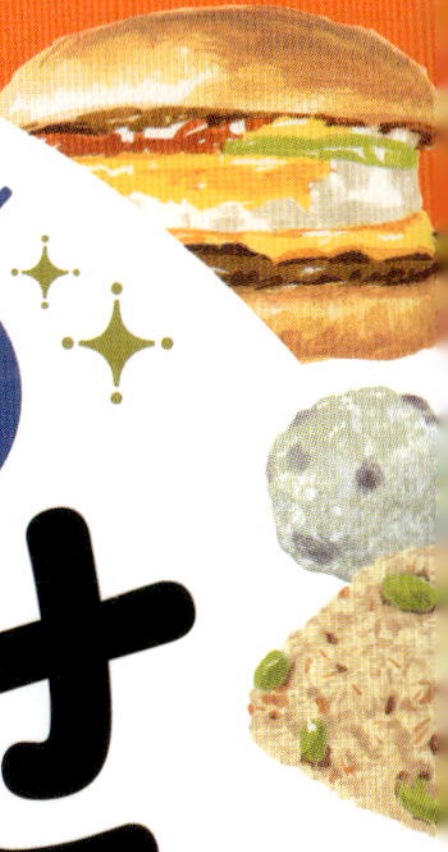

石本哲郎式

外食やせダイエット

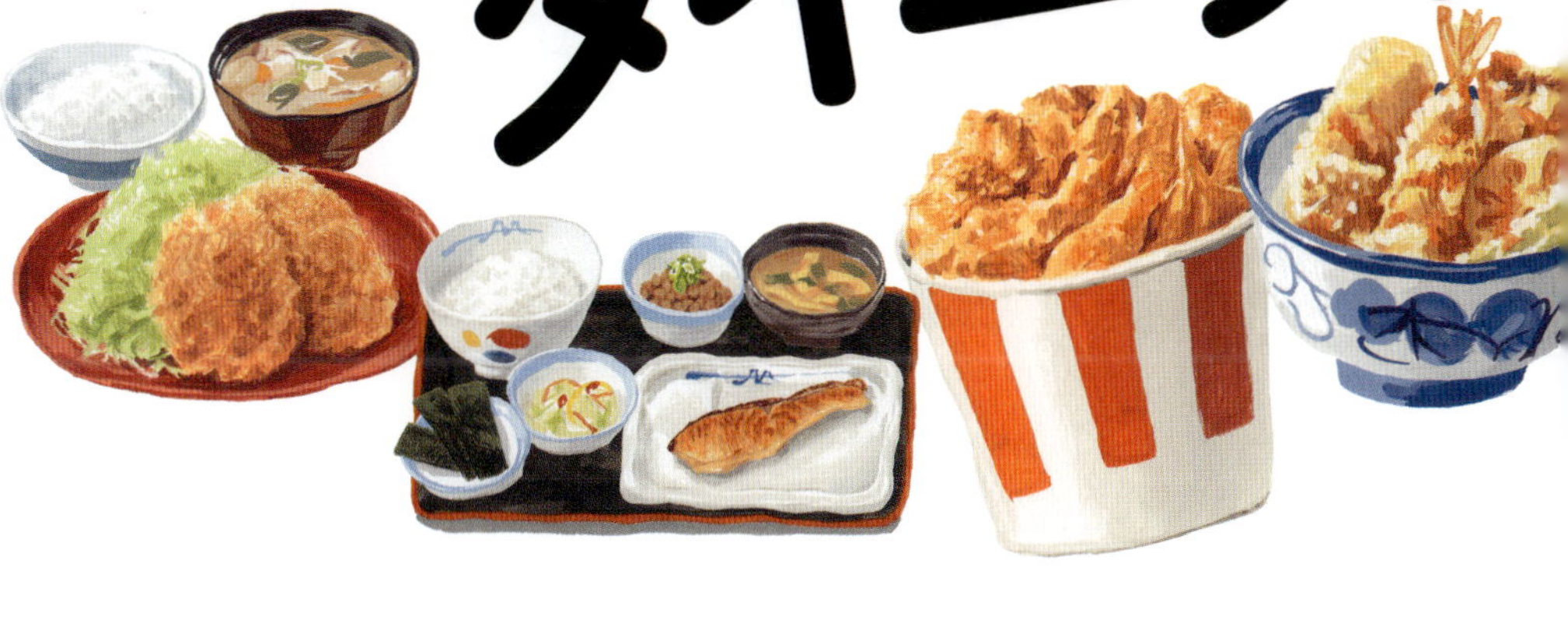

パーソナルトレーナー
著 石本哲郎

徳間書店

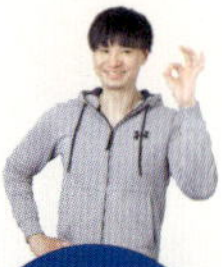

あなたも若返りやせ！

目からウロコの「外食やせ」最強メソッド

〝若返りやせ食習慣〟で
体型も人生も変わる！

週の半分が外食の人でも
一生やせ体質になる
食べ方が身につく

3食好きなものを食べながら
ダイエットできる

やせて美ボディを叶える

外食は70点を目指せ！
それでも若返りやせできる

真似して食べるだけで
〝若見えやせ〟

外食やせの知識をアップデート！

『石本哲郎式外食やせダイエット』にはファストフードにコンビニ、丼・定食チェーン、カレーや麺類、ファミレスなど人気のチェーン店が多数登場！　各店舗のメニュー及び栄養成分は2025年1月時点のものを反映しています。店舗によっては定期的に数値やメニューが変わりますが……ご安心ください！

本書は、**あらゆる外食シーンでのメニューの選び方や組み合わせ方を学び、身につけることができる**外食やせダイエットの最強メソッド。メニューや数値が多少、変わっていても、自然と外食やせ＆若返りやせのメニューを選ぶことができるようになる知識が身につきます。本書を参考にしながら、楽しく、おいしく外食メニューを選んで、若々しい理想の美ボディを目指しましょう！

はじめに

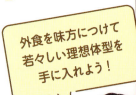

こんにちは。著者の石本哲郎です。
この本を手に取っていただき、ありがとうございます。
僕はパーソナルトレーナーとして、
たくさんの方をダイエット成功に導いてきました。
その中で痛感したのが、**外食をすると、本当にやせにくい！**
ということです。もうこれは間違いありません。
それほどに外食をするだけで、ダイエットの難易度が跳ね上がります。
もちろん、最近ではダイエットや健康を謳ったメニューも増えてきています。
しかしながら、それがとんでもない罠だったり、
むしろダイエットから遠ざかる要因になっていることも少なくありません。
例えば、

★**糖質さえ少なければやせる** と思い込んで選んだ、高カロリー&高脂質なメニュー
★**たんぱく質さえ多ければいい** と信じて注文した、お肉だらけのメニュー
★**スーパーフード入りサラダはやせる** と考えて食べた、
ビタミンミネラルが足りないメニュー

これは専門家の目から見ればNGだとすぐに分かります。
しかし、そういった知識のない方は、ダイエット的にも、
そして若返り的にも間違った選択をしてしまいます。

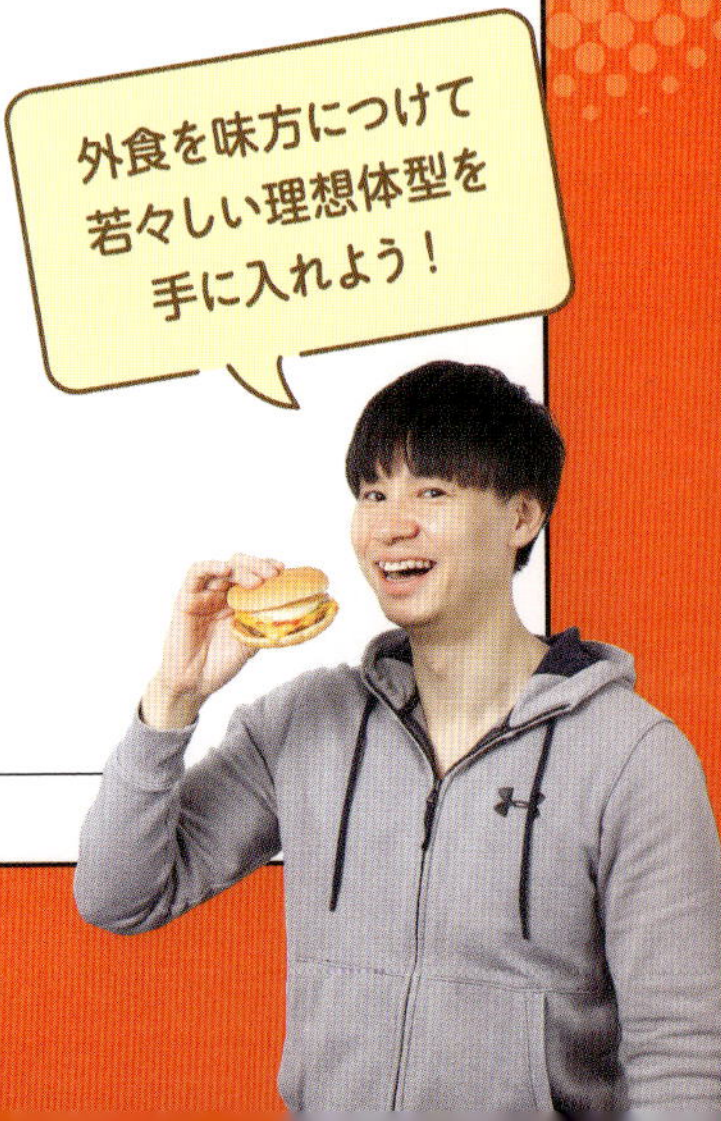

その結果、

★好きじゃないメニューを選んでまで頑張っているのに全然やせない
★最近なんだか調子が悪い
★顔色もあまり良くないし、「老けた?」なんて聞かれる

こんなことが起きてしまいます。

この書籍では、

↓ダイエットを頑張りたい!
↓若々しく健康的になりたい!
↓外食を避けられない!
↓ある程度は好きなメニューを選びながらやせたい!

そんな方の救世主となるはずです。

このあと中身をしっかり読めば分かりますが、**「あれを食べるな」「これを食べるな」「とにかく量を減らせ!」そんなことばかりの内容ではありません。**(あ、もちろん本当にヤバいものはNGにしてますよ! 笑)

でも、少なくともガチガチに我慢するような内容ではなく、**ある程度外食を楽しみつつも、結果を出すための秘策**を書いたつもりです。

ぜひしっかり読み込んで、外食を味方につけてダイエットを成功させ、若々しい体を手に入れてくださいね!

C o n t e n t s

マネするだけで“若返りやせ”！
石本哲郎式
外食やせダイエット

Staff／ブックデザイン：中村珠江（G's）／イラスト：うえむらのぶこ／撮影：橋本真美
編集：田代智久、草地麻巳（食楽 web編集部）／編集協力：酒詰明子

PART 1

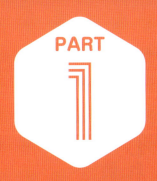

まずは基本の知識を叩き込もう！
若返りダイエットを叶える
「基本の10か条」

年を重ねるにつれ、筋肉も代謝も落ちて、ダイエットしてもなかなか体重が減らなくなってくるもの。あるいは、やせたのはいいけど老け込んだ、なんてケースも……。**目指すはアンチエイジングもダイエットも同時に叶う「若返りやせ」。**まずは外食だけに限らず、ダイエットの基本となる「若返りやせ10か条」を伝授します。三大栄養素、ビタミンミネラルの摂り方、若返りやせに役立つ栄養素について知識を吸収して外食やせに挑もう！

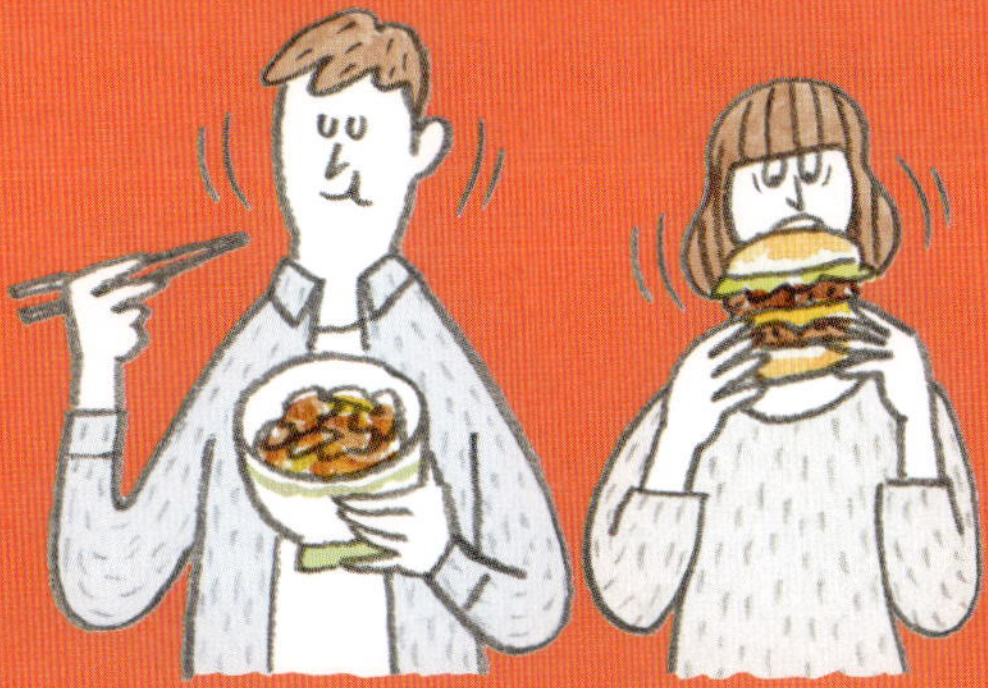

若返りダイエットを叶える

基本の10か条

01

ダイエットに重要なたんぱく質は〝質より量〟にこだわれ!

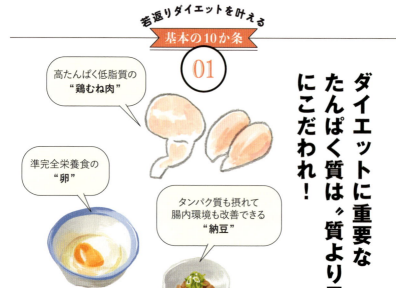

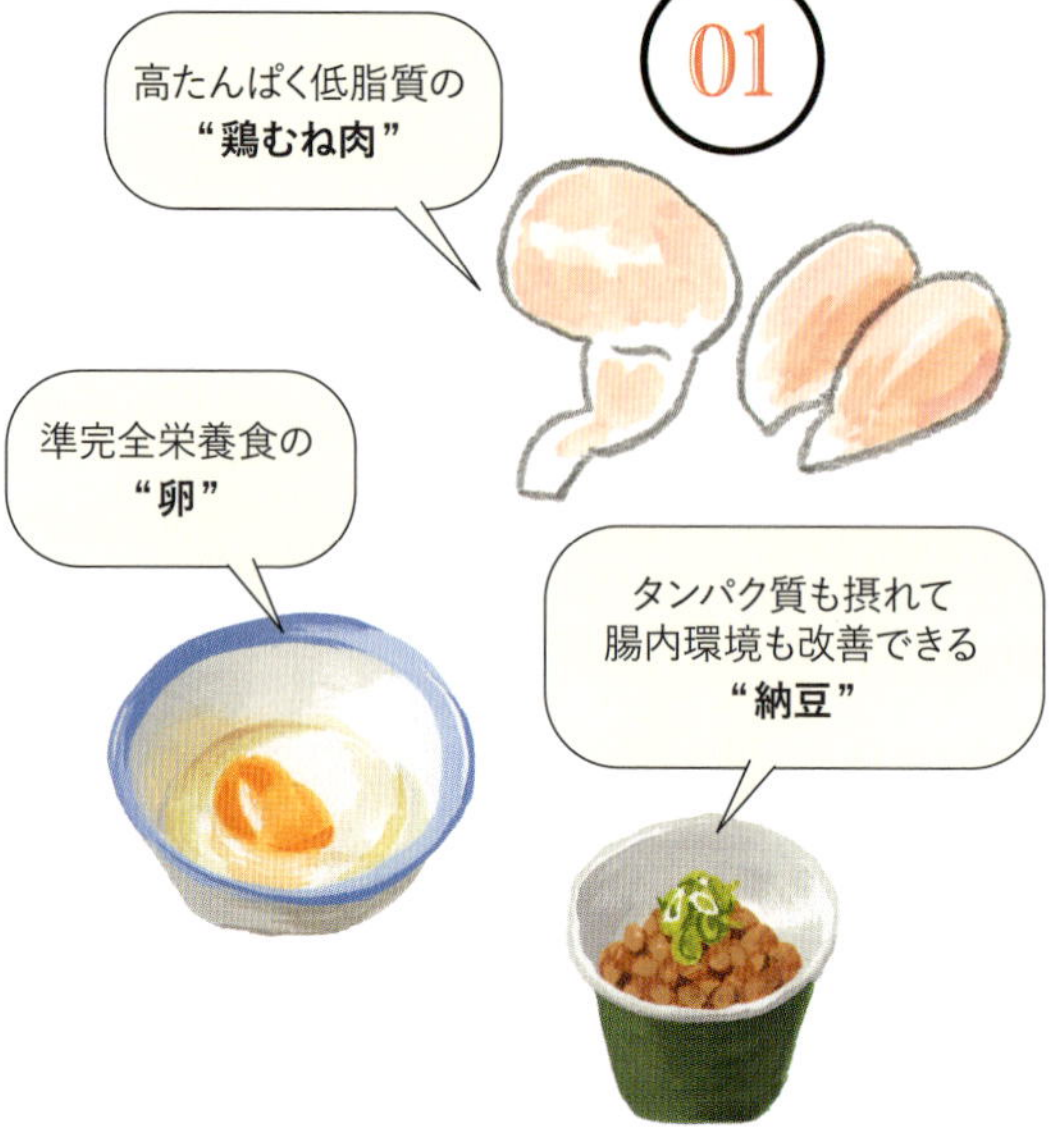
高たんぱく低脂質の
“鶏むね肉”
準完全栄養食の
“卵”
タンパク質も摂れて
腸内環境も改善できる
“納豆”

ダイエットやボディメイクに一番大切なのは「たんぱく質」。筋肉の材料であるたんぱく質が不足した状態では代謝が上がらず、いくら運動しても消耗するばかりでダイエット効果も薄れることに。また皮膚、髪の毛、爪、血管など体のベースを作っているのもたんぱく質なので、肌つやなど見た目の若々しさや、内臓など体の内側の若々しさにも必要不可欠なんです。

重視すべきは質より量。厳密にいえば、肉より米に含まれるたんぱく質は価値が低いなど若干の質の差は存在しますが、ぶっちゃけ些細な問題。それより量が足りてないほうがよっぽど致命的! 体を作るための最低限の材料が不足していたら、筋肉も肌も作り出せません。**若返りやせの大前提は、たんぱく質量をしっかり確保すること。たんぱく質は摂り貯めできないため、1食あたり女性は20g以上、男性は30g前後摂りましょう**。最低でも女性は1日60g以上、男性は1日80g以上摂って、はじめて健康的にやせるためのスタートラインに立てます。

若返りダイエットを叶える

基本の10か条

02

脂質は〝量より質〟！

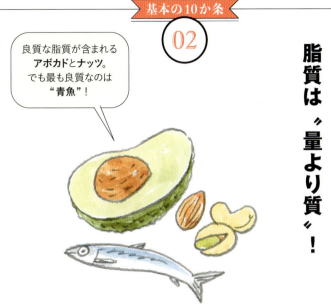

良質な脂質が含まれる
アボカドと**ナッツ**。
でも最も良質なのは
“青魚”！

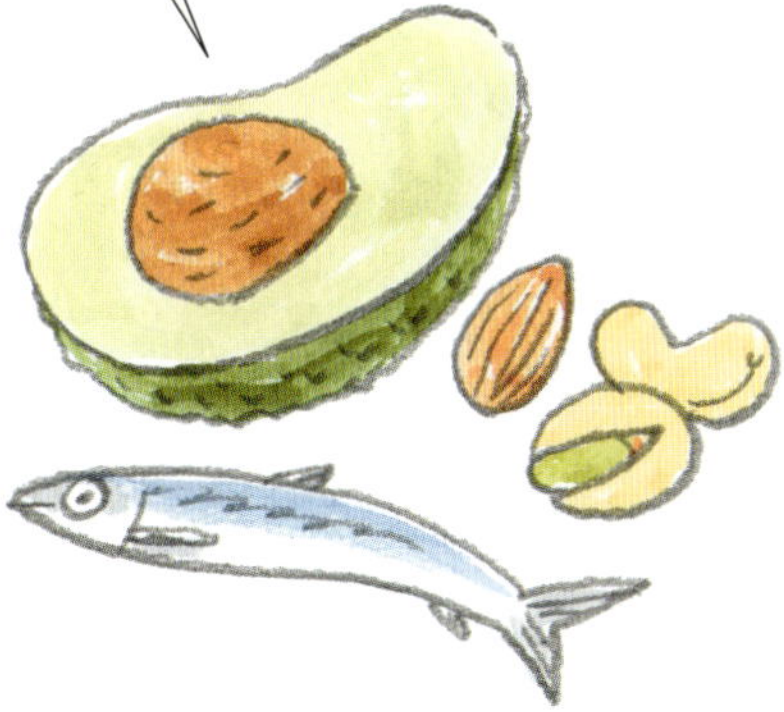

たんぱく質と糖質は1gあたり4kcalなのに対し、脂質は1gあたり9kcal。つまり、脂質は少量でも太りやすいため、ダイエット時は量を減らすことがすごく重要！ ただし、脂質量を減らし過ぎるのは、若返りの観点からはマイナス。なぜなら、**脂質はホルモンの材料でもあり、肌や髪の潤いを保つのにも不可欠**だからです。そのため、鶏のむね肉やささみばかり食べて脂質量が不足すると、細胞レベルで老け込んでいきます。つまり、**若返りやせには、量を減らしつつ、質の良い脂質にこだわって摂ることが肝心**です。

揚げ物や加工食品、肉の脂など“摂り過ぎると健康に悪影響を与える”脂質はなるべく避け、青魚、ナッツ、アボカドなどに含まれる良質な脂質を積極的に摂りましょう。**良質な脂質の優先順位は青魚が圧倒的**。週に1～2回、青魚が食卓に並ぶだけでも若返り効果にかなり差が生まれますよ！

若返りダイエットを叶える
基本の10か条

03

糖質はタイミングがいちばん大事

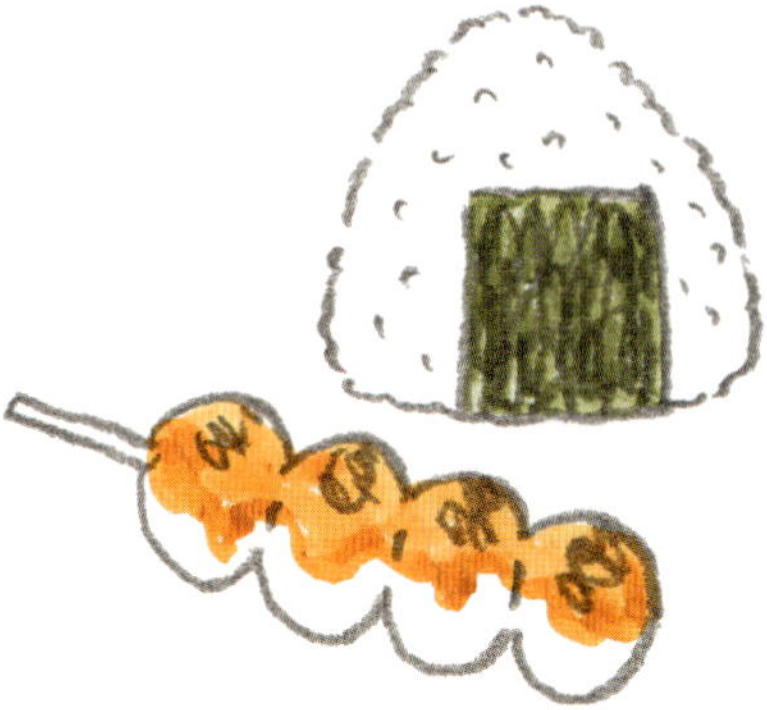

「糖質は太る」というイメージから、ダイエットで糖質制限をしている人も多いですよね。でも**糖質は体を動かすガソリン。筋肉を動かすのも脳を働かせているのも糖質なので、不足するとあらゆるパフォーマンスが下がり、代謝も低下**してしまいます。糖質は摂り過ぎたら太るけど、少な過ぎるのも良くないので、摂るタイミングにこだわるべし。具体的には、消費が期待できる体を動かす前に摂ること。**食後に活動量が増える朝食や昼食で糖質をしっかり摂り、活動量が減る夕食では糖質量を減らす**と、効率よくエネルギーが消費されます。

また、運動前の糖質摂取も大切。やせたいからと食事もちゃんと摂らずに運動するのは絶対NG。なぜならボディメイクにはアメとムチのバランスが重要で、アメを与えずにムチばかり与え続けるのは細胞レベルで無理をさせて一番老け込むから。目の下にクマが出たり、ほうれい線がめっちゃ深くなったりなど如実に老化が進みます。15分程度散歩するくらいなら構いませんが、筋トレをする、強めの有酸素運動をする場合は糖質を摂取！ おすすめは運動の約2時間前の摂取です。

若返りダイエットを叶える
基本の10か条

04

〝食べてやせる〟を勘違いするな！基本は食べない方が若返りやせできる

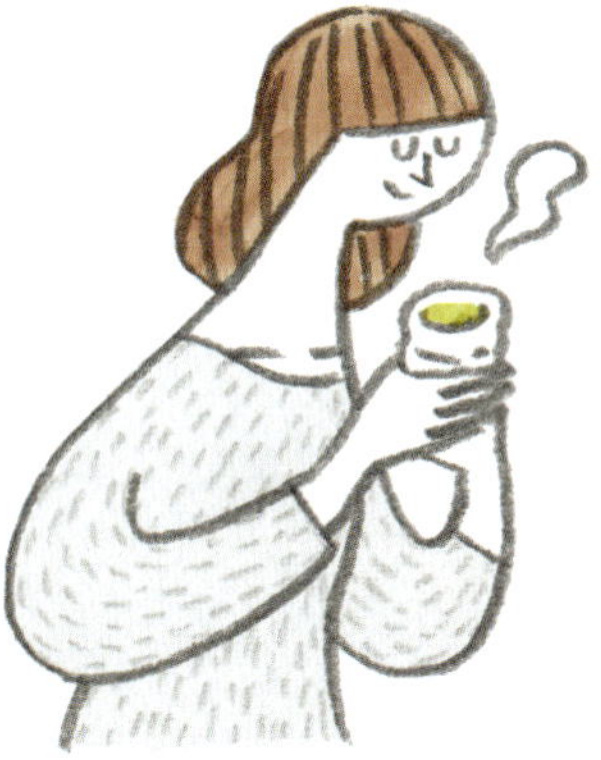

ダイエットでよく耳にする「食べてやせる」というワード。魅力的なフレーズに誤った解釈をしがちですが、しっかり食べることでやせたり若々しくなるという意味ではありません。基本的には食べないほうがやせるし、若々しくなります。なぜなら胃腸に負担もかからないし、細胞も劣化しないから。とはいえ、食べず動かずでは筋肉がどんどん落ちて代謝が下がり、老けていってしまいます。

だから、ちゃんと食べて運動することが必要。筋トレは体を痛めつける行為ですが、代謝アップ、姿勢改善、筋肉にハリが出るなどのメリットがあります。食事も同じで、食べないほうがやせるけど、若々しく健康的にやせるには必要なタイミングではしっかり食べるべき。一方で、あまりメリットがない場面では食事を減らすのが正解です。

ダイエット中はカロリーを減らすのが大前提。**女性は1食あたり500kcal、男性は700kcalを目安**に食事量をコントロールしつつ、その中身を吟味することが重要です。**食事で大切なのは、たんぱく質（Protein）、脂質（Fat）、糖質（Carbohydrate）からなる三大栄養素のPFCバランスです。**

若返りダイエットを叶える
基本の10か条

05

ビタミンミネラルは サプリや野菜ジュースも フル活用するべし

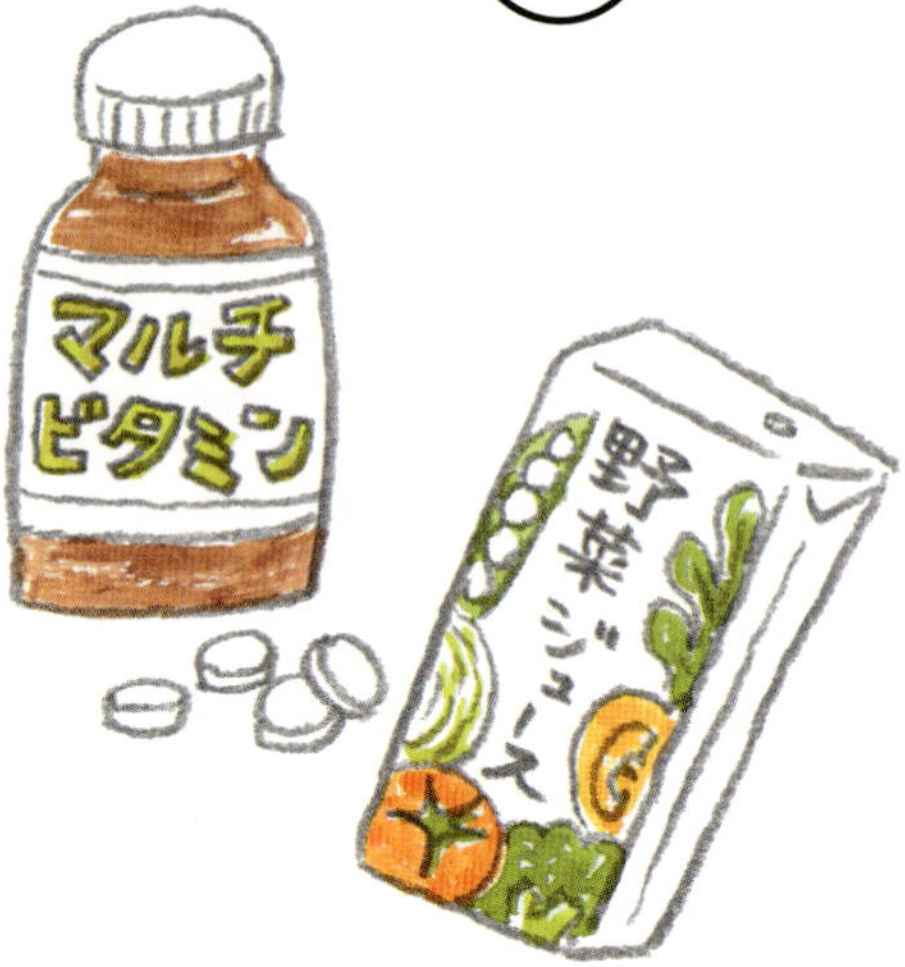

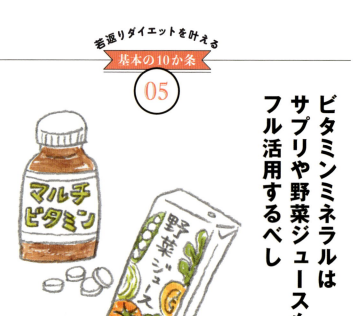

ビタミンミネラルは健康的な体づくりに不可欠なもの。しかし、日常の食事で必要量をしっかり摂れる人なんてほとんどいません。特にダイエットで食事量を減らしている場合、ビタミンミネラルの量も減ってしまうため、サプリや野菜ジュースで補うことが必要。もちろん、食事で摂ったほうが理想的ですが、野菜の場合、旬のものか否かではビタミンミネラルの含有量が全然違うし、調理の仕方でも変わってきます。正しい知識を元に摂るのはかなり難易度が高いため、サプリや野菜ジュースを活用するのが賢い選択です。

サプリメントは、マルチビタミンミネラルを摂っておけばOK。野菜ジュースは果物入りより、野菜100%のものを選びましょう。野菜ジュースの栄養なんて大したことないでしょ、と思う人もいるかもしれませんが、ビタミンミネラルを添加しまくっているため、思っているより含有量が高い。**ビタミンミネラルのサプリや野菜ジュースは、忙しい現代人にも取り入れやすい“令和のやせアイテム”**。こんな便利なもの、活用しないのはもったいない！

若返りダイエットを叶える

基本の10か条

06

食物繊維は摂りにくいので注意

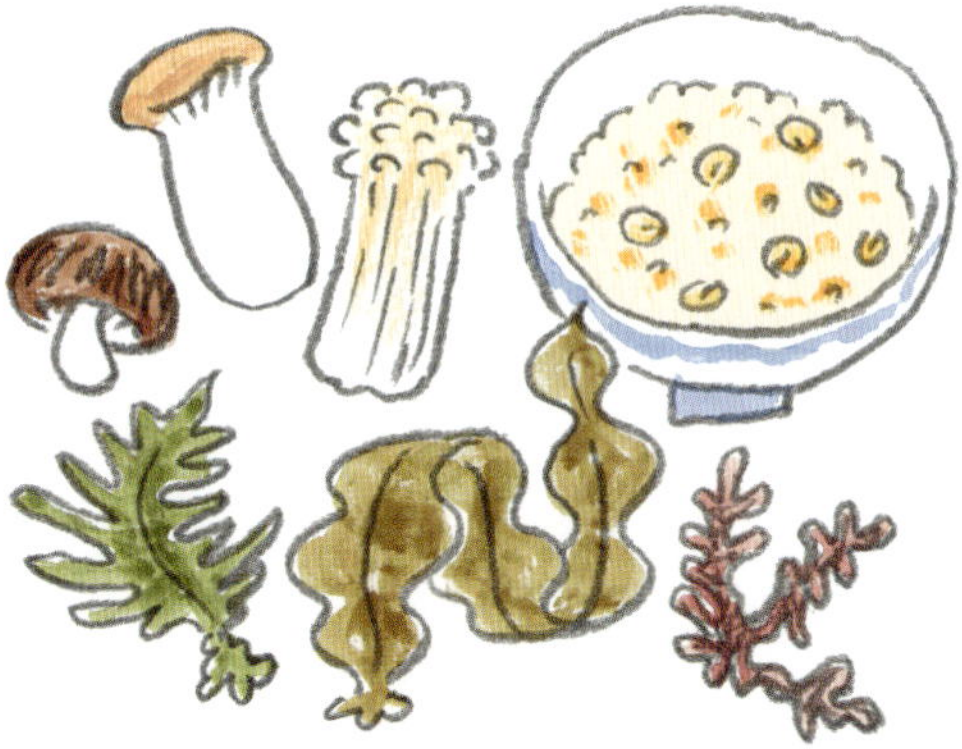

やせるにも若々しい体づくりにも、腸内環境が重要です。腸内環境が整っていて、消化吸収や排泄がスムーズだと代謝も高まりやせやすい体になるし、便秘も改善されて肌つやも良くなります。しかしストイックにダイエットをしている人ほど、腸内環境が悪化しがちという落とし穴が。

実は、ダイエットやボディメイクに必要なたんぱく質は、摂り過ぎると腸内環境を悪化させてしまうのです。そのため、**たんぱく質を摂るなら、食物繊維もしっかり摂ることが大切**です。

基本的に食物繊維は糖質が多い食材に含まれているため、主食で摂るのが一番。お米やパンを食べる際、もち麦やライ麦パンなど食物繊維が豊富な食材を意識的に選ぶようにすると、手っ取り早く食物繊維量を増やせます。逆に、肉や魚などのたんぱく質源には、ほとんど食物繊維が含まれていません。やせるために糖質の摂取量を減らす場合は、白米にもち麦を入れたり、海藻やきのこ類、野菜など食物繊維が豊富な食材を摂る工夫をしましょう。**食物繊維は意識しないと摂れないものと心得て、こまめに摂る姿勢が大事！**

若返りダイエットを叶える
基本の10か条
07

腸内環境を整える〝発酵食品〟を習慣に

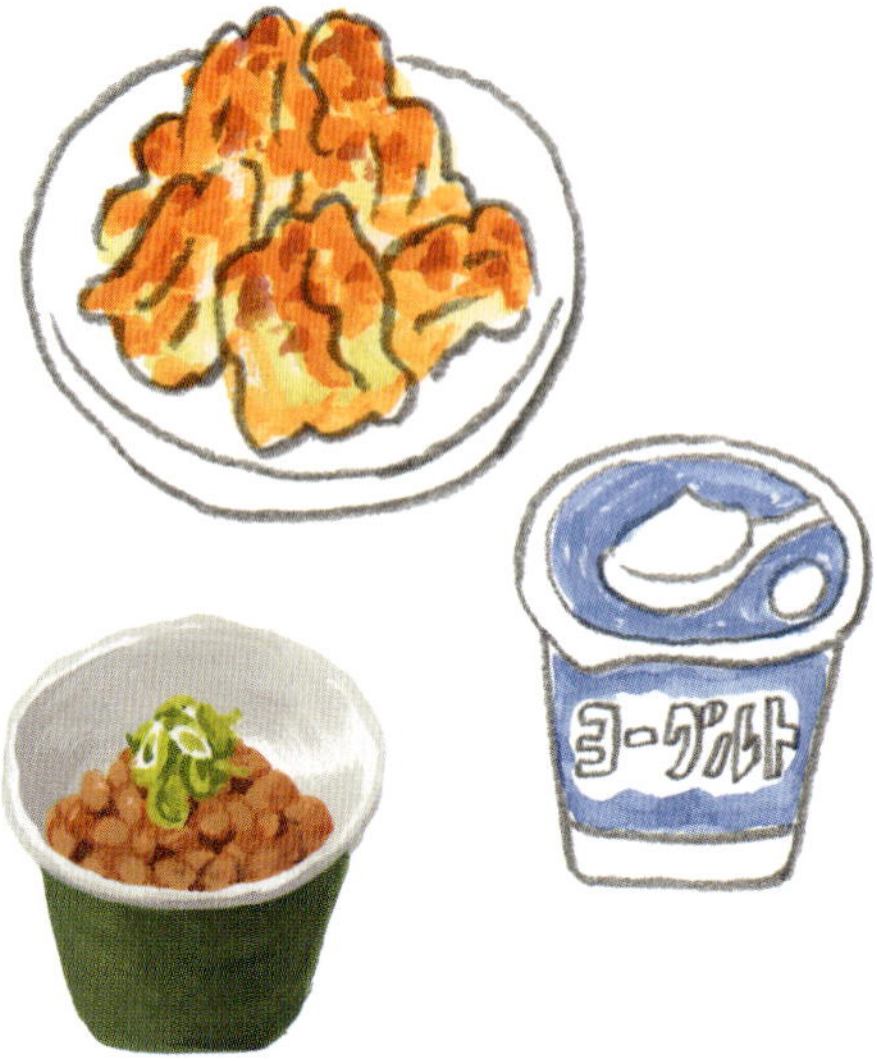

発酵食品も腸内環境を整えるのに役立つ食品。若返りやせのためには、食物繊維と同様にしっかり摂っておきたいものです。発酵食品の効果を最大限に発揮するには、毎日摂ることが大切。例えば、週末だけ発酵食品をたくさん食べても、平日にカップラーメンばかり食べているようでは効果はあまり期待できません。納豆1パックでいいから毎朝食べるなど、習慣化しましょう。

発酵食品の中でもイチオシはやはり、納豆。食物繊維や血液をサラサラにするナットウキナーゼも含まれ、若返りやせのためのスーパーフードと言えます。ただ、納豆が苦手な人は、ヨーグルトやキムチなどでもOK。**ヨーグルトなら朝食やおやつに、キムチならご飯のお供になど、食生活に組み込んでしまうことが摂り忘れない秘訣です。**

若返りダイエットを叶える

基本の10か条

08

抗酸化作用は若返りの味方！

老化や病気の原因、ダイエットの妨げにもなる活性酸素。この活性酸素による体の酸化を防いでくれるのが抗酸化物質です。とはいえ、SFの世界じゃないので抗酸化物質を摂れば10歳若返るとか、そこまでのパワーはありません。でも間違いなく細胞レベルで体にいいことは起きている！ そもそも、若返りの特効薬など存在しません。**バランスの良い食事や適度な運動、睡眠をしっかりとるなど、体にいいことを積み重ねることが何よりも大事**。一つひとつの効果は弱くても、取り組んだ結果が見た目にも影響を及ぼします。だから**アンチエイジングのためにやれることはやるべき！** 抗酸化作用も味方につけておくべきです。

抗酸化力が高い食材としてずば抜けているのが、ブロッコリースプラウトとパプリカ。カロリーも低く、量を気にせずそのままサラダで摂れるのも便利なところ。また、にんじんやかぼちゃなどの緑黄色野菜も高い抗酸化作用を期待できるので、根菜類を意識的に摂るのも有効。根菜類は食物繊維も多く含まれているため、摂っておいて損はなし！

若返りダイエットを叶える

基本の10か条

09

〝小顔で目元ぱっちり〟は塩分コントロールで叶えるべし

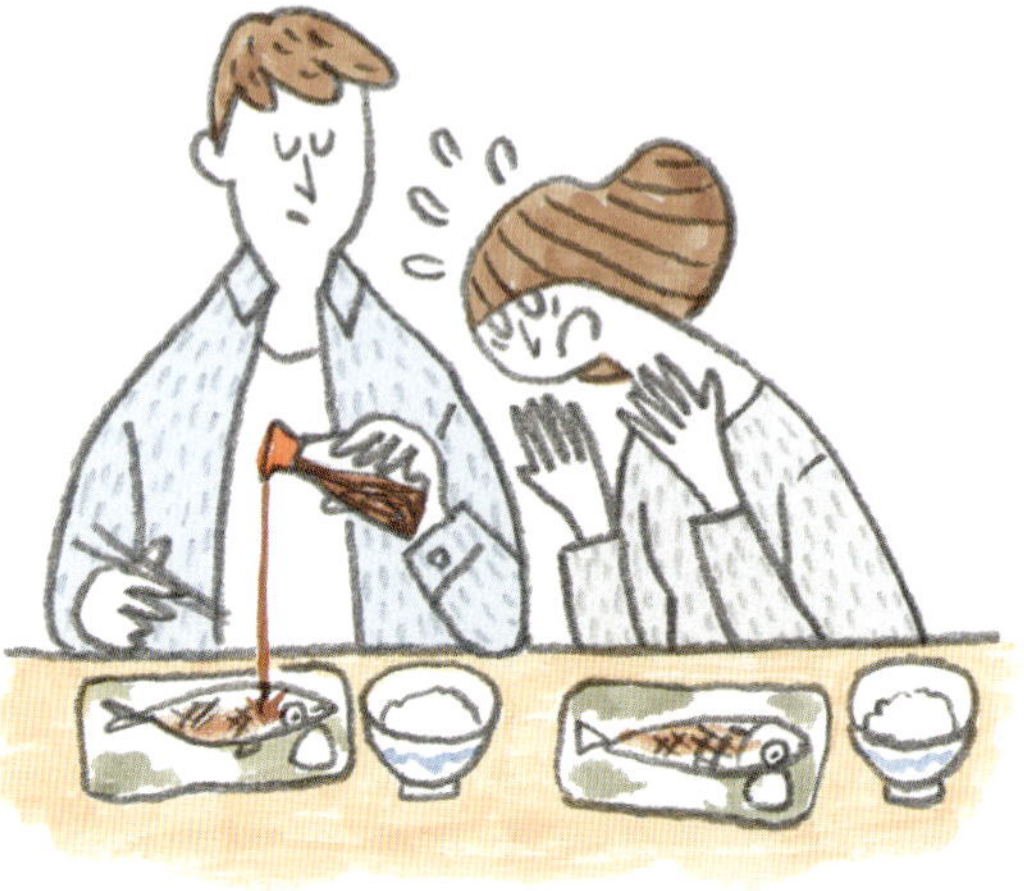

塩分は、ダイエットやボディメイクに直接的な関係はありませんが、慢性的なむくみの原因になります。むくみがあると、どうしても太って見えてしまうもの。せっかく頑張ってダイエットしても、むくんで顔も脚もパンパンなんて悲しいですよね。また、むくみの影響が出やすい瞼《まぶた》は最も年齢が出やすいので、むくむと一気に老け込んだ印象にもなります。**若見えやせのためにも、塩分は控えるのが正解！** 日本人は塩分を摂り過ぎる傾向にあるので減塩を心がけましょう。

塩分を控えるポイントは、摂るべきタイミングにあります。塩分は活動する際に使われるため、食後のエネルギー消費が期待できる朝や昼に摂るぶんには、そこまで影響を与えません。逆に、活動量が減っていく夜に摂ってしまうと、翌日のむくみに直結します。そのため、朝昼はそこまで気にしなくてもいいけど、夜だけはガチで減らしにいく姿勢で臨みましょう！ 夜は味噌汁を飲まない、魚や豆腐を食べる際は醤油をかけないなど、ちょっとしたこだわりで結構違ってきますよ。

若返りダイエットを叶える

基本の10か条

10

連日の外食はマジで太るし老けるので注意！

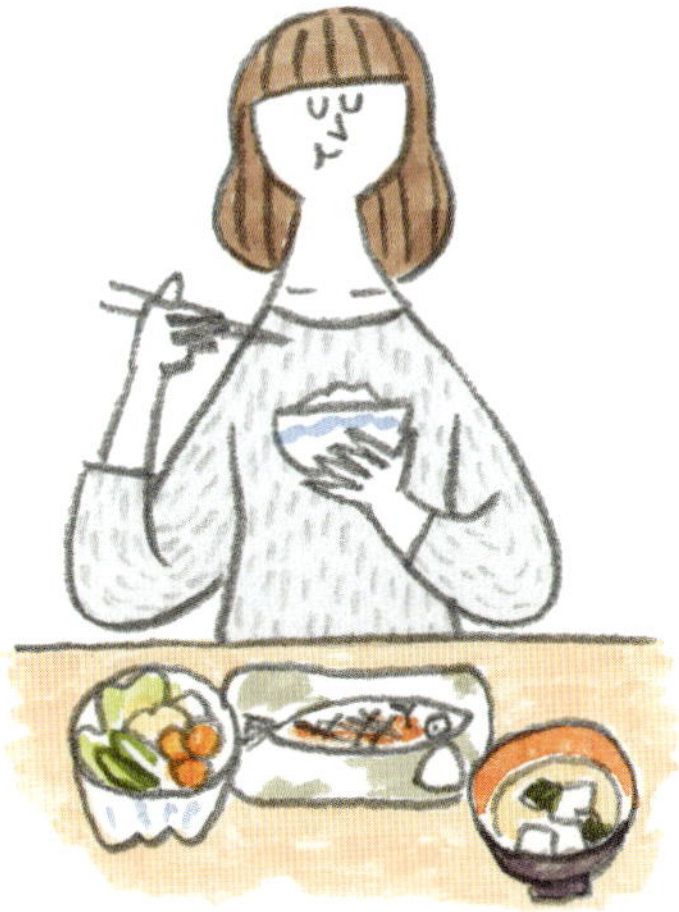

最も太りやすく老けやすい行為、それは体に無理をさせること。連日の外食はただでさえカロリーオーバーになり、胃腸を疲弊させるのに、追い打ちをかけるようにまた食べてしまうと胃腸に対するダメージは甚大。細胞レベルで老け、エネルギー代謝も追いつかず、体脂肪も合成されやすくなります。**肥満や老化を加速させないためにも、連日の外食は避け、なるべく外食の翌日は普通の食事にしましょう**。そうすることで、ある程度は消化が終わり、胃腸も落ち着きます。かといって全く食べないのもNG。**健康的で若々しくいるためには、0か100かで考えるのではなく、20や80などの選択肢を持つことが非常に重要なポイント**。極端過ぎる行為もまた、体に無理を強いることになります。食べ過ぎた翌日は断食をするなど極端なことはせず、朝食をプロテインだけにし、それ以降は普通の食事に戻すなど、最低限のたんぱく質だけは確保しつつ胃腸の負担を減らす工夫をしましょう！

若返りダイエットを叶える

基本の10か条

まとめ

01 ダイエットに重要なたんぱく質は“質より量”にこだわれ！

02 脂質は“量より質”！

03 糖質はタイミングがいちばん大事

04 “食べてやせる”を勘違いするな！基本は食べない方が若返りやせできる

05 ビタミンミネラルはサプリや野菜ジュースをフル活用するべし

06 食物繊維は摂りにくいので注意

07 腸内環境を整える“発酵食品”を習慣に

08 抗酸化作用は若返りの味方！

09 “小顔で目元ぱっちり”は塩分コントロールで叶えるべし

10 連日の外食はマジで太るし、老けるので要注意！

「今回こそは絶対やせるぞ！」と意気込んでいる皆さん。**若返りやせの基本10か条**を頭に叩き込んで、効率よく理想の体づくりに励みましょう！

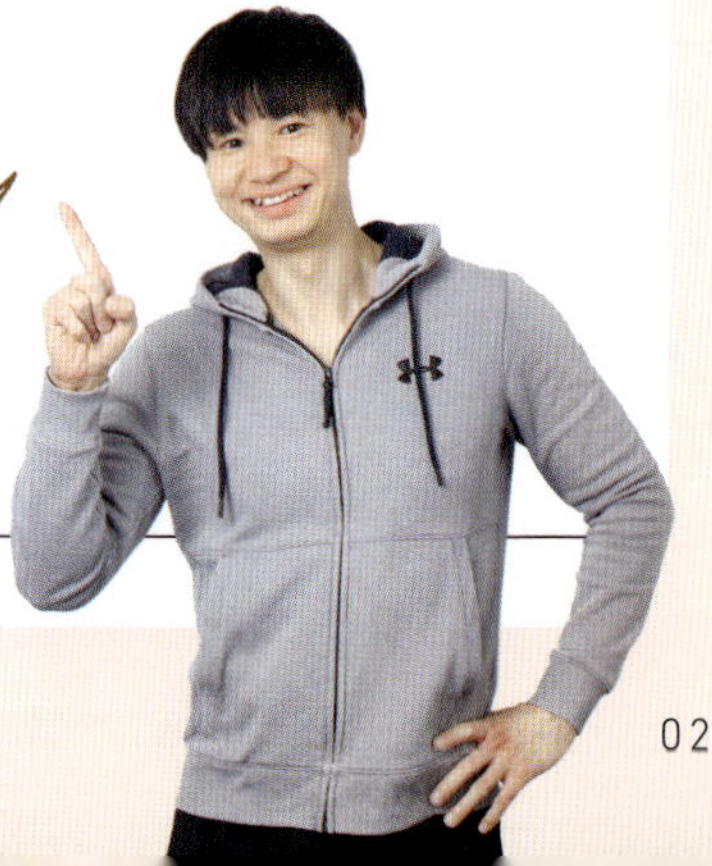

PART 2

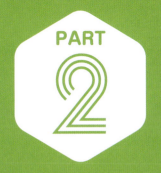

老けない＆太らない！
ファストフードの正しい食べ方

一般にジャンクフードの代表格とされるハンバーガーやフライドチキン。やせる要素ゼロと思いがちですが、そもそも外食の際に一食で必要な栄養素がすべて摂れる完璧な食事なんてありません。**一食じゃなくて一日ないしは一週間単位でトータルで考えれば若返りやせは叶います！**

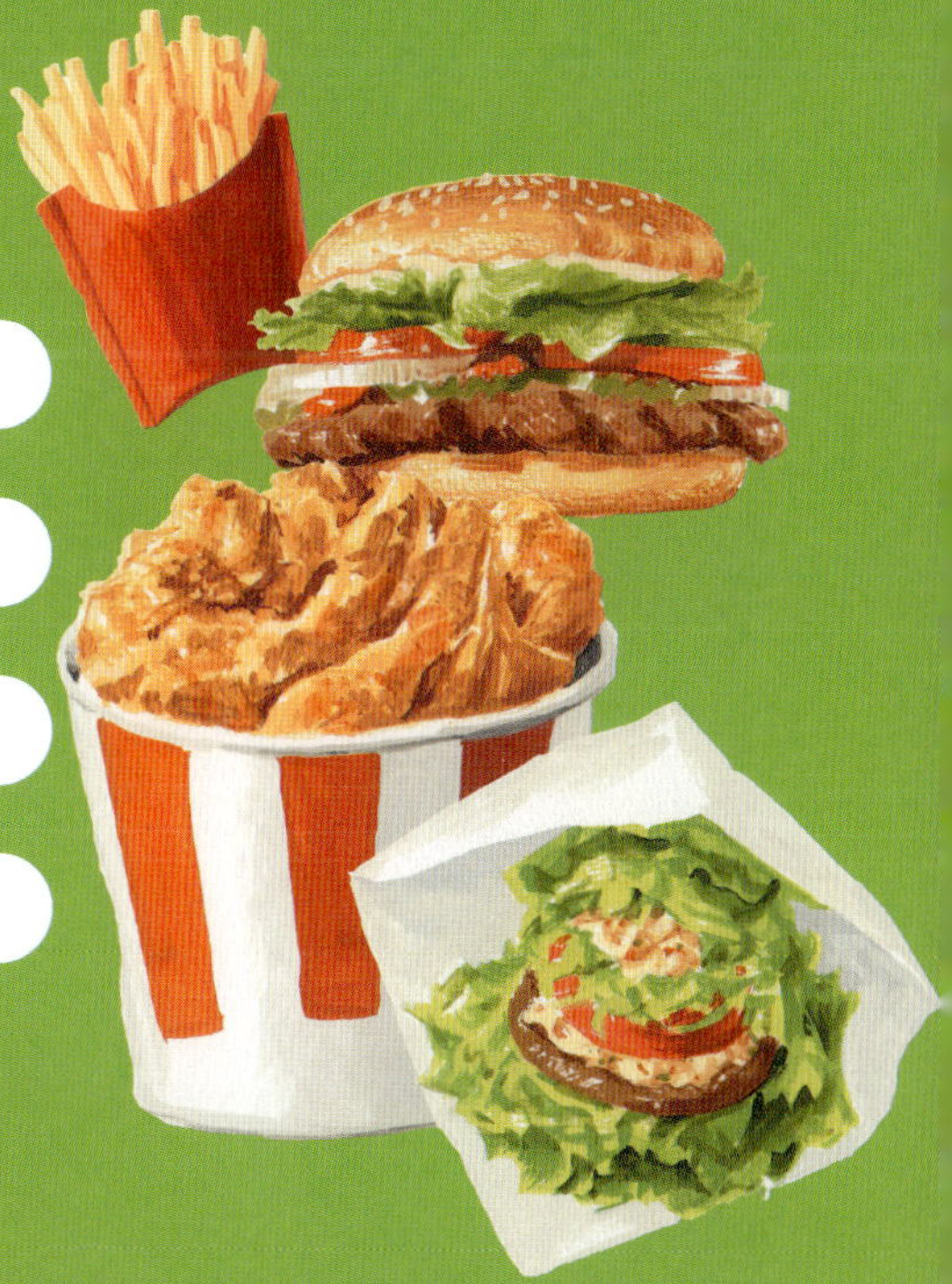

- マクドナルド
- バーガーキング
- ケンタッキーフライドチキン
- モスバーガー

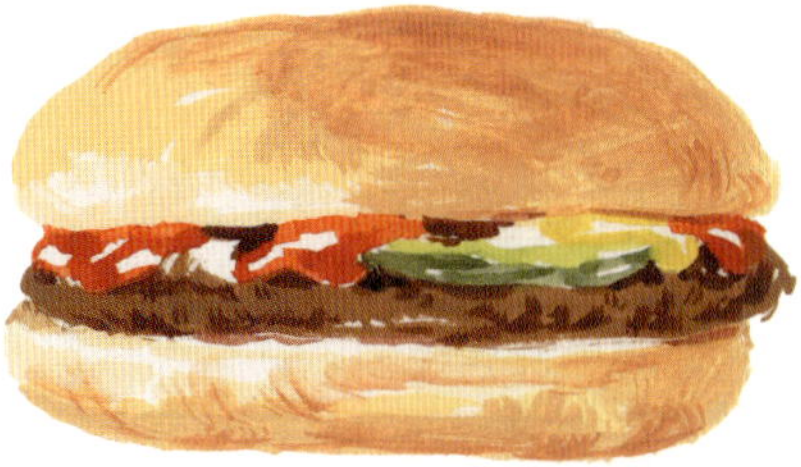

マクドナルド編

ハンバーガー

259kcal Ⓟ13g Ⓕ9.5g Ⓒ30.3g

マックで目指すべきは100点ではなく平均点の底上げ

マクドナルドは、実はうまくメニューを選べばそんなに悪くないというのがボディメイクの指導者界隈では通説です。理由は、お肉がメインのハンバーガーであれば、たんぱく質の確保が簡単にできるから。また、丼物などと比べ、糖質の量がそこまで上がらないのも◎。**より点数の高いメニューを選んで、なるべく平均点を上げる意識を持つことが大切**です。

基本的にはカロリーが低く、たんぱく質が多いものほど高得点と考えればOK。カロリーは1食500kcal前後が理想で、1000kcal以上を超えるとヤバいと思ってください。たんぱく質は一食あたり女性で20g以上、男性なら30g前後が目安です。

アンチエイジングの観点からいうと、そもそも体に悪さをするのは、必要以上に食べ過ぎるのが原因。例えばチョコレートでも、食後の満腹時に食べたら肌荒れを起こしやすいけど、空腹時に少し食べるだけなら悪さを働く前にエネルギーとして消化吸収されるだけで済むことがほとんどです。

つまり、**前回の食事から5～6時間ほど食間を空けて、食後にエネルギー消費が狙える日中に食べれば、体脂肪になりづらく肌荒れなども起こしにくい**ということ。肌、爪、髪の原料となるたんぱく質をしっかり摂り、脂質を摂り過ぎないことが大事。そしてその質にもこだわればなお良し。

結論から言えば、**マックのメニューで高得点なのは「ハンバーガー」と「エグチ（エッグチーズバーガー）」**。栄養成分表によると、どちらもカロリーは全く問題なし！　たんぱく質量も「エグチ」は20ｇ超えと、これだけ単品で食べても良いほど優秀なメニューです。

一方の「ハンバーガー」ですが、実はたんぱく質量が不足しています。でも心配ご無用。サイドメニューでたんぱく質を補えばいいだけ。シンプルだからこそ、ダイエット仕様にカスタマイズしやすいんです。

逆に、**マックでダイエットに向いていないのは「てりやきマックバーガー」**です。味はともかく、栄養素だけを見れば、ぶっちぎりで良くない。前述の通り、ダイエットメニュー選びで重視すべきポイントは、たんぱく質・脂質・糖質のＰＦＣバランスであり、特に、たんぱく質が脂質より多いことが重要です。

ところが「てりやきマックバーガー」は、なんと脂質（約30ｇ）がたんぱく質（約14・5ｇ）の約2倍！　ダイエット的にかなり不利な栄養配分です。しかも約４８０kcalと高カロリー。これって他のメニューだと何に近いかというと、豚の角煮なんですね。めっちゃヤバいやつです。おいしいし、人気があるのもわかるんですが、若返りやせを目指すならやめておきましょう！

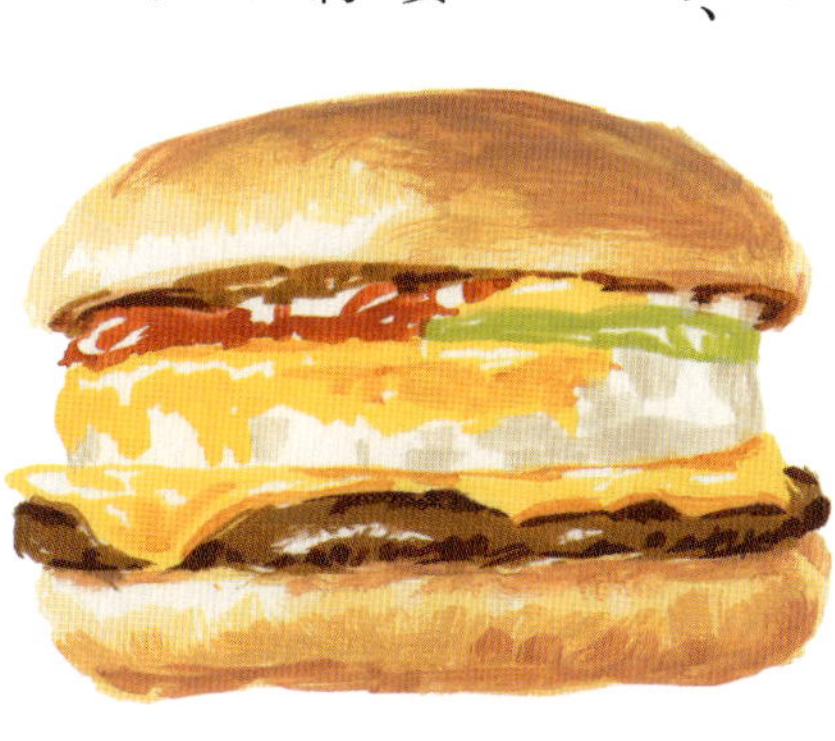

エグチ
390kcal P 22.4g F 19g C 31.2g

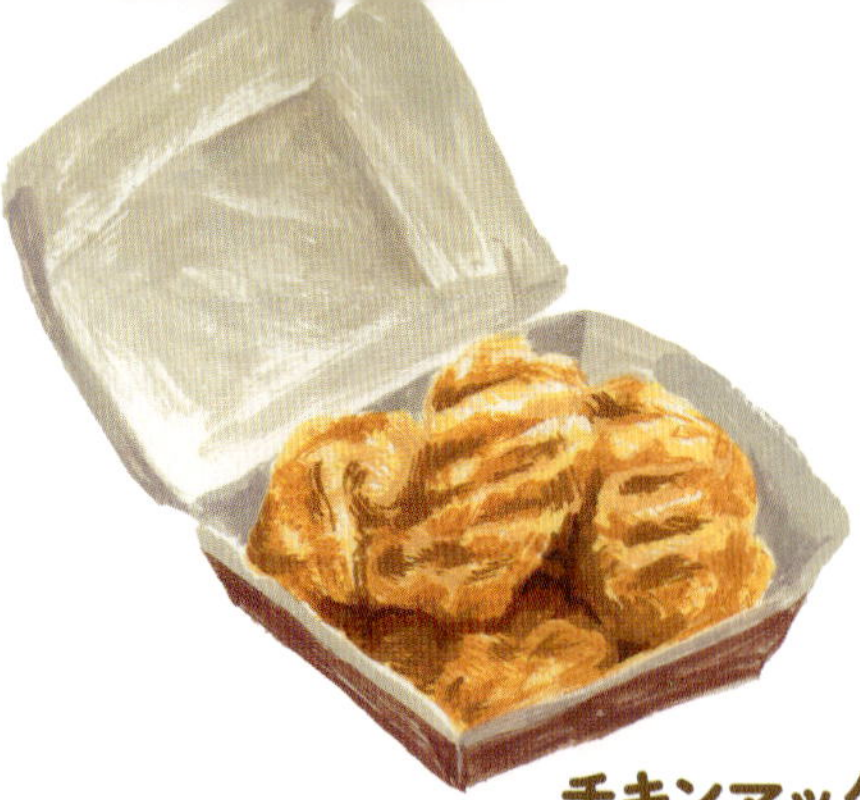

チキンマックナゲット

258㎉ Ⓟ14.8g Ⓕ15.8g Ⓒ14g

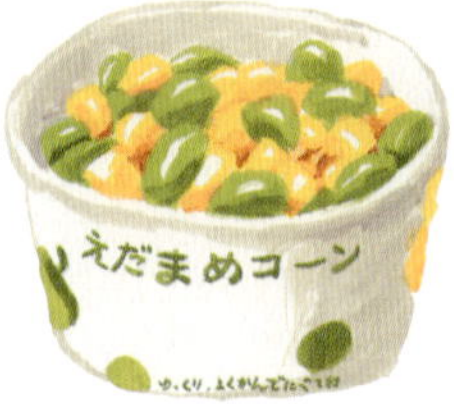

えだまめコーン

83㎉ Ⓟ5.2g Ⓕ3.0g Ⓒ9.6g

サイドメニューで重視すべきはたんぱく質量！

ダイエット中だからサラダを選べばいいと思っている人は多いでしょう。でも正直な話、**ファストフード店で摂れる野菜の栄養素はあまり期待できません**。サラダを足したところで必要量をどうにかできるレベルじゃないので、ビタミン・ミネラルはサプリで補うのがベターです。

野菜よりも重要なのはたんぱく質の確保。「チキンマックナゲット（5個）」や「えだまめコーン」でバーガーの不足分を補ってあげましょう。

ナゲットはたんぱく質が約15gも摂れるため、ハンバーガーにプラスすればたんぱく質量が約28gにまで跳ね上がり、目標点を楽々クリアできます。ナゲットのソースはどちらでもOK。バーベキューソース約30㎉、マスタードソース約45㎉と、ぶっちゃけ誤差みたいなもの。好きな方を食べて満足度を上げたほうが、ダイエット的にもプラスです。

一方の「えだまめコーン」のたんぱく質量は約5g。ハンバーガーと合わせると18gほどで、若干たんぱく質量が足りませんが、低カロリーで食物繊維やイソフラボンも摂れる点は〝若返りやせ飯〟としては高評価。エグチなど、すでにたんぱく質が足りてるメニューにプラスするならかなり優秀です！

どうしてもポテトが食べたい人へ

みなさん薄々お気づきかと思いますが、マックで**最も選んじゃいけないサイドメニューは、「マックフライポテト」**です。ダイエット食において重要な三要素は、高たんぱく、低カロリー、良質な脂質。ところがフライドポテトには、たんぱく質が全然入ってない、カロリーを控える気がない、油の質が悪い、と負の要素が三拍子揃っちゃってます。

ポテトとジュースだけ注文してカロリーを抑えてる気になってる人も多いですが、**たんぱく質が摂れてないと、カロリーの割に満足感が少ないので、数時間後にまた食べたくなってドカ食いを招きやすい**んです。食べるなら、せめてエグチなどでたんぱく質を確保した上でＳサイズを。

ドリンクは「コカ・コーラゼロ」がおすすめ。普通のコーラ（M）が糖質約35g、１４０kcalほどなのに対して、「コカ・コーラゼロ」（M）は糖質もカロリーも０。この差はマジでデカい。咀嚼しないドリンクは、摂取カロリーの割に満足感が低いため、ドリンクでカロリーを摂ってしまうのはダイエット的に非常にマイナス。もちろん、爽健美茶や黒烏龍茶、ブラックコーヒーやアイスティーストレートなどでもＯＫです。

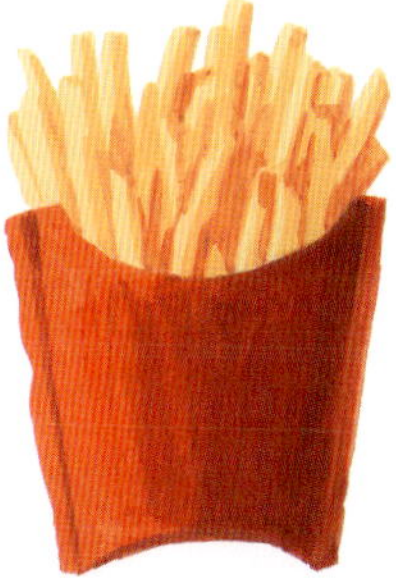

マックフライポテト（M）
409kcal P 5.5g F 19.8g C 52.4g

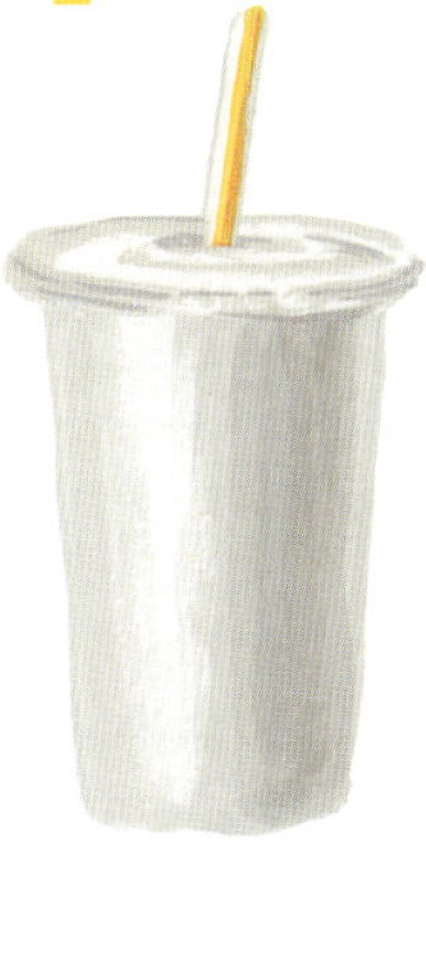

コカ・コーラゼロ
0kcal P 0g F 0g C 0g

まとめ

結論！ マクドナルドの

高得点バーガーVS NGバーガーはこれ！

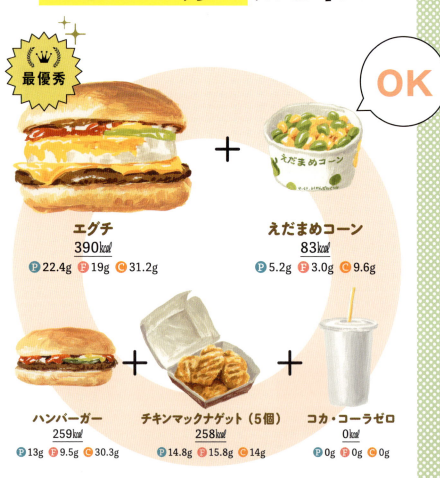

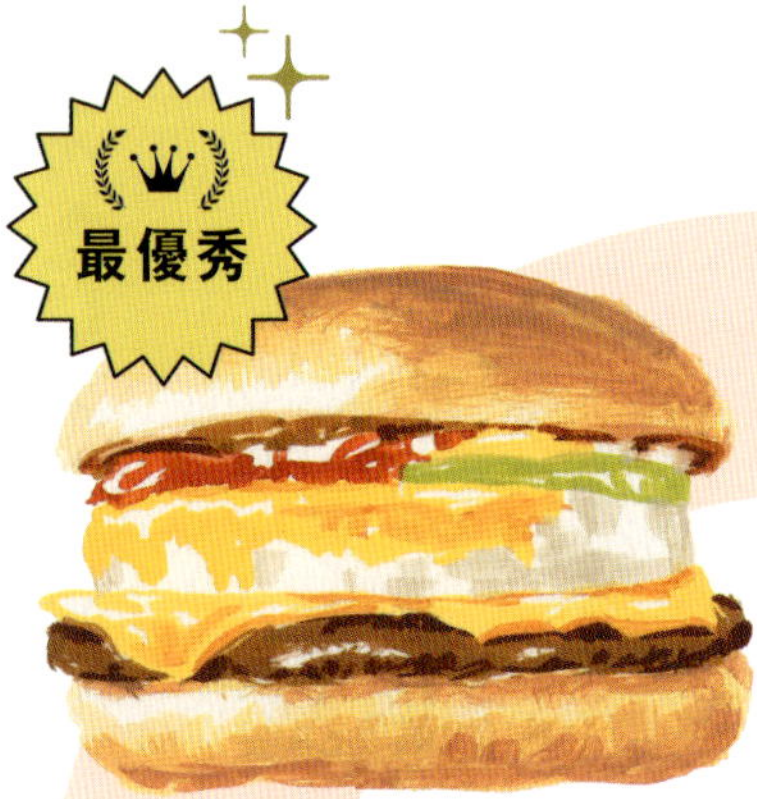

エグチ
390kcal
P 22.4g F 19g C 31.2g

＋

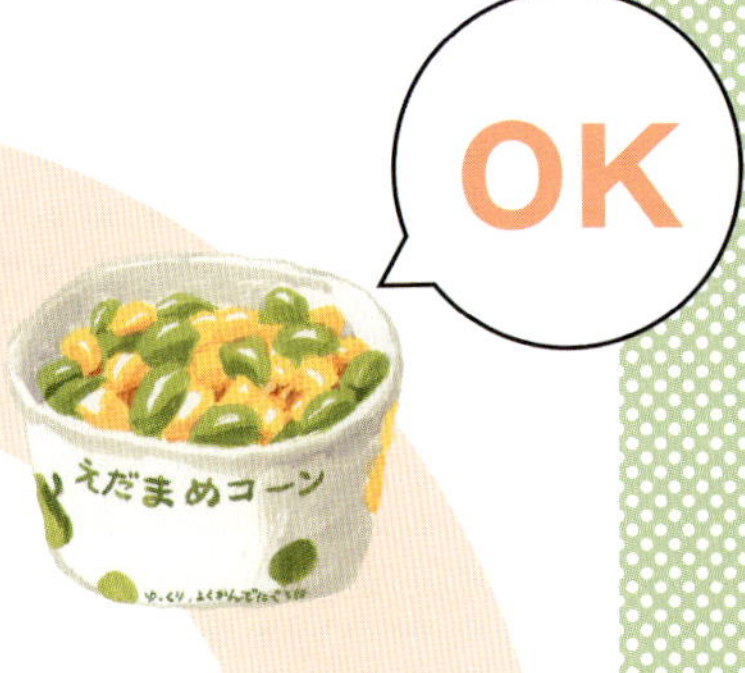

えだまめコーン
83kcal
P 5.2g F 3.0g C 9.6g

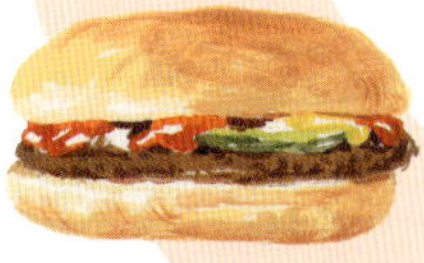

＋

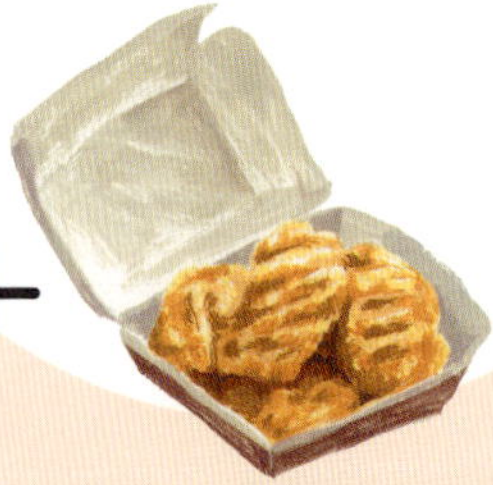

＋

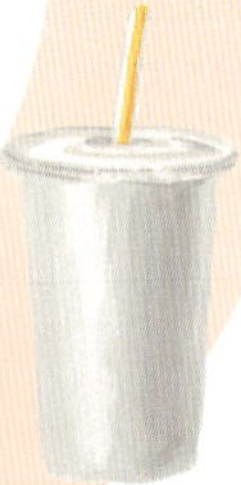

ハンバーガー
259kcal
P 13g F 9.5g C 30.3g

チキンマックナゲット（5個）
258kcal
P 14.8g F 15.8g C 14g

コカ・コーラゼロ
0kcal
P 0g F 0g C 0g

高 得点バーガーは**単品なら「エグチ」。セットなら「ハンバーガー」、「チキンマックナゲット」、「コカ・コーラゼロ」の最強カスタマイズ**がイチオシ。セットでも総カロリーは約520kcalと控えめです。たんぱく質は約28gで満足感もあり、脂質約25g、糖質約44gとPFCバランスも最高。NGバーガーはぶっちぎりで「てりやきマックバーガー」。脂質がたんぱく質の約2倍！ そして最悪のNGサイドメニューはもちろん「マックフライポテト」。おいしいですが、若返りやせ期間はガマンしたいメニューです。

NG

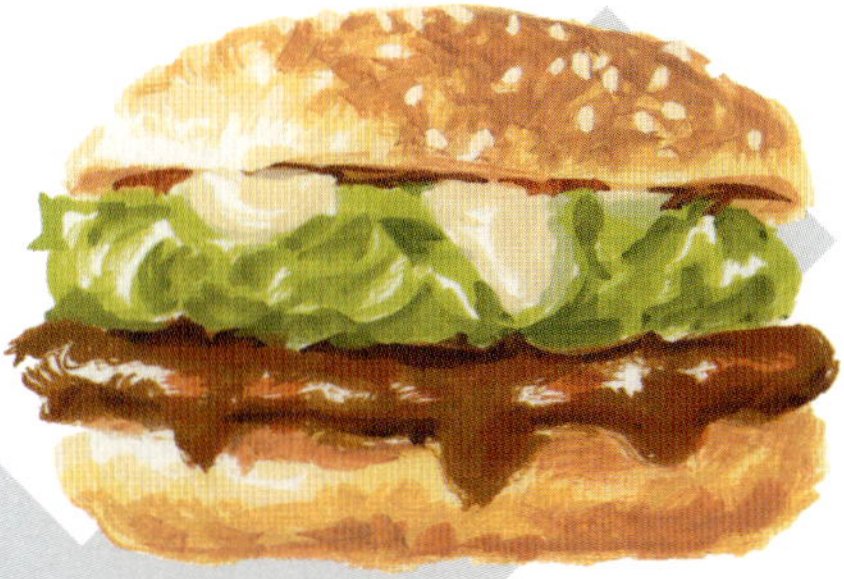

てりやきマックバーガー
477kcal
P 14.5g　F 30.2g　C 37.5g

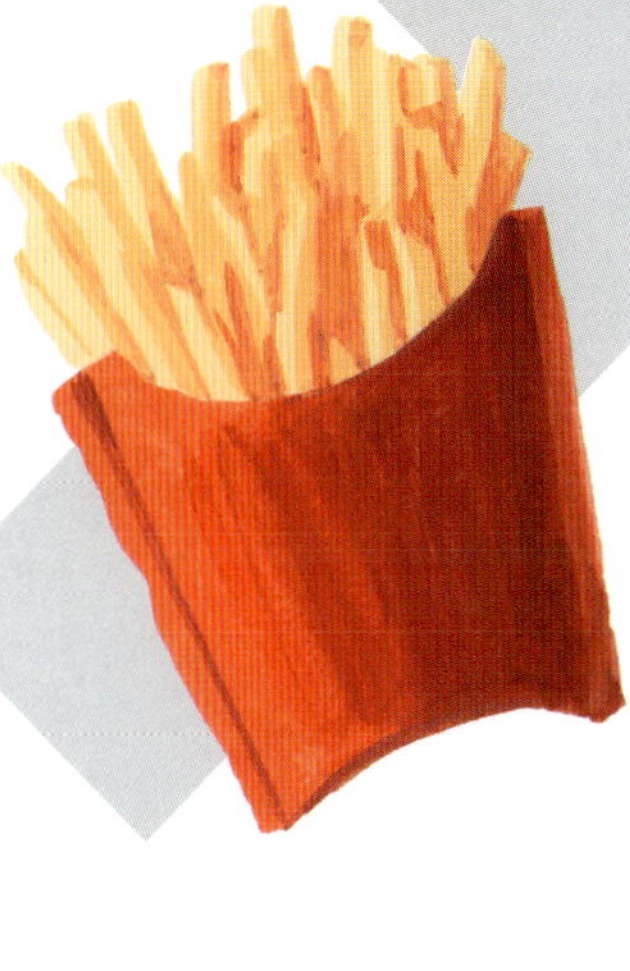

マックフライポテト（M）
409kcal
P 5.5g　F 19.8g　C 52.4g

バーガーキング編

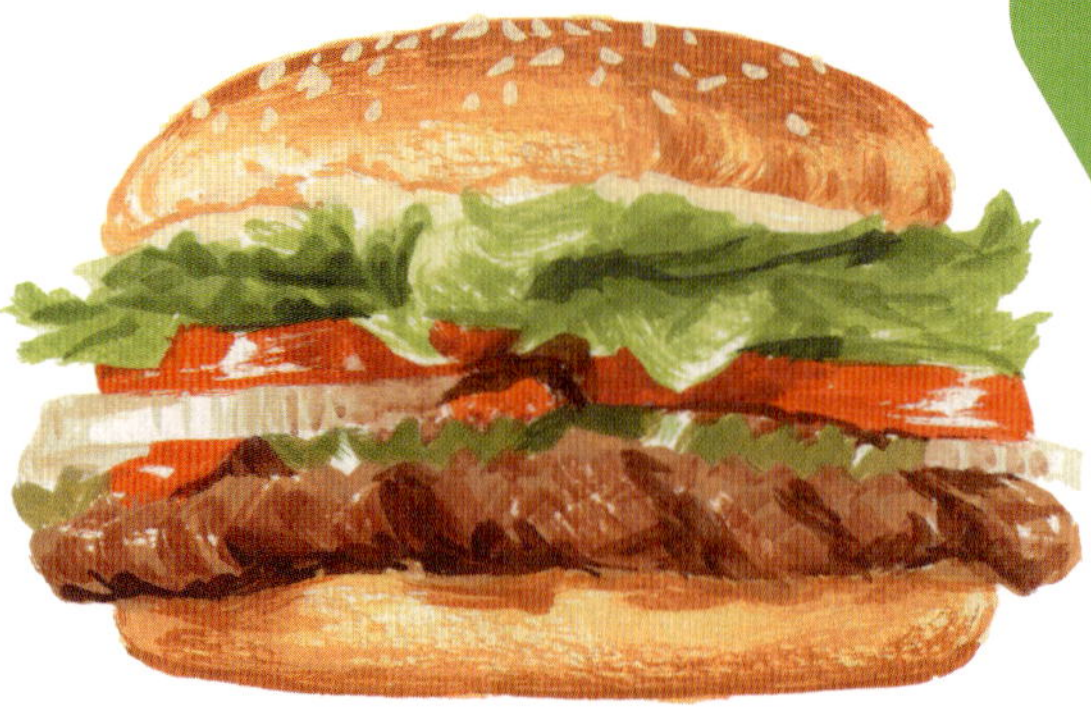

ワッパーは「単品かJr.」がキーワード

ワッパー
651kcal **P** 27.3g **F** 39.2g **C** 48.1g

> ワッパーを頼むなら単品が正解

バーガーキングの看板商品といえば「ワッパー」。ワッパーとは英語で"どデカいもの"を表すスラングで、その名の通り、脂質もカロリーもどデカくなっています。正直、ダイエットやボディメイクとは相容れないメニューですが、バーガーキングに来たからにはやっぱりワッパーを食べたいですよね？ そんな時、選択肢は2つです。1つは、**ワッパーを単品にして、サイドはつけない方法。** 2つ目は**ワッパーをJr.サイズにしてサイドも楽しむ方法。** ではそれぞれ具体的に見ていきましょう。

ワッパーシリーズはノーマルな「ワッパー」でもたんぱく質が約27gとしっかり摂れます。ただ脂質が約39g、カロリーが約650kcalと全然かわいくない数値なので、セットにしてこれ以上何かを足すのはやめましょう。ドリンクもコーヒー、紅茶、烏龍茶やコカ・コーラゼロなどノンカロリーのものを。

基本的には好きなワッパーを食べてOKですが、避けるべきなのは「アボカドワッパー」。アボカド自体は良質な脂質やビタミンEなどが摂れる優秀な食材なんですが、これが入るとカロリーが約695kcalまで跳ね上がります。ただでさえ**脂質の高いハンバーガーにアボカドの脂質を上乗せしてしまうと、メリットよりデメリットのほうが上回ってしまう**のです。

肉が2枚入ったダブル系もNG。例えば「ダブルワッパーチーズ」だと約965kcalと、とんでもないカロリーに。ワッパー自体がすでにデカいのだから、ダブルにするのはやりすぎと心得ましょう。

もうひとつの選択肢、ワッパーをJr.サイズにする方法はどうでしょうか。「ワッパーJr.」なら、アボカドもOK。脂質が約20・5gで約365kcalと許容範囲に収まるので、「どうしてもアボカドワッパーが食べたい！」という人はJr.サイズ一択。

ただし、素のワッパーJr.はたんぱく質が約14gと少なめ。他のJr.サイズのワッパーも、たんぱく質が不足気味なものが多いので、その分を補うサイドメニューを選びましょう。

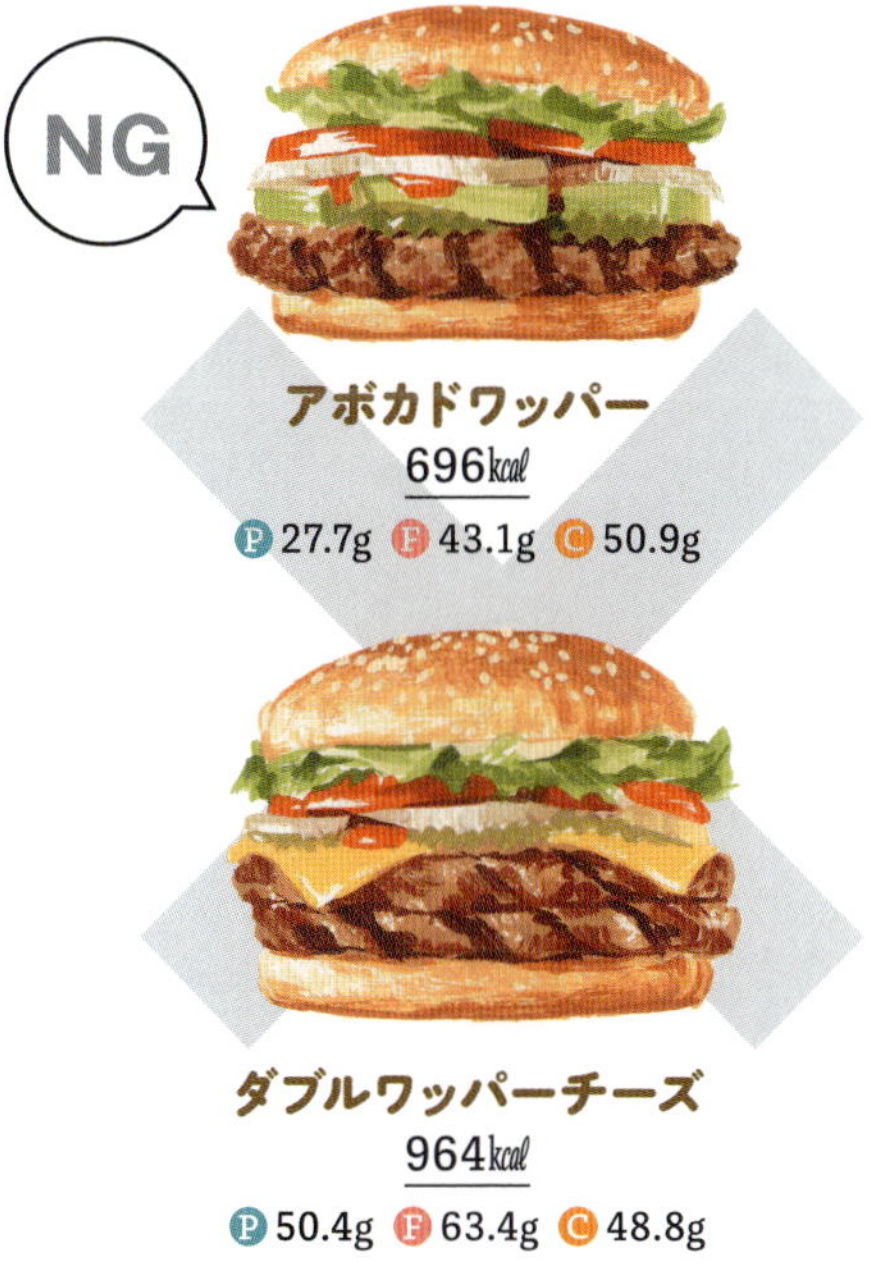

NG
アボカドワッパー
696kcal
P 27.7g F 43.1g C 50.9g
ダブルワッパーチーズ
964kcal
P 50.4g F 63.4g C 48.8g

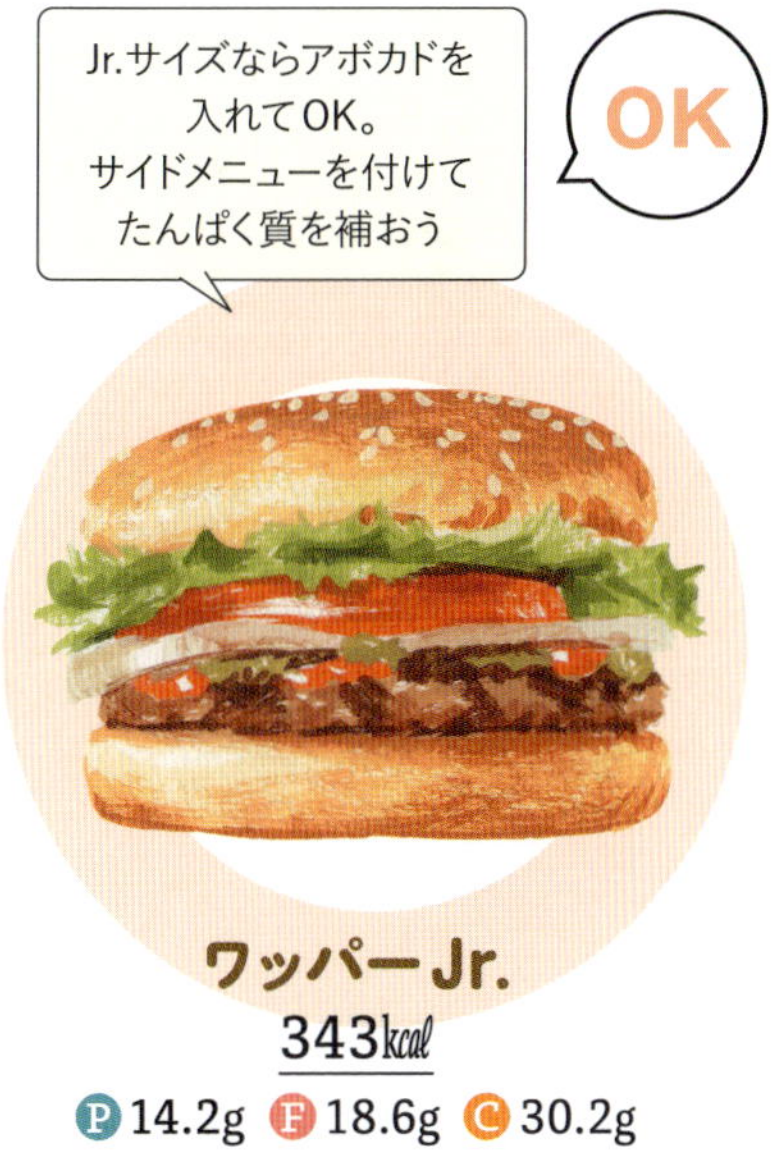

OK
Jr.サイズならアボカドを
入れてOK。
サイドメニューを付けて
たんぱく質を補おう
ワッパーJr.
343kcal
P 14.2g F 18.6g C 30.2g

バーガーキング編

優秀サイドメニューは「スナックチキン」

マックの項でも言いましたが、ポテトフライはダイエットやボディメイク的には天敵です。ただ、バーガーキングの**ポテトはそこまで量が多くないため、食べてもギリOK。**たんぱく質も少しは摂れます。

バーガーキングには「フレンチフライ」と「ハッシュブラウン」の2種類のポテトがあります。栄養面での優劣はありませんが、通常セットの「フレンチフライM」が約305kcalなのに対し、「ハッシュブラウン」は110kcalほどと圧倒的に低カロ

ハッシュブラウン
110kcal **P** 1.6g **F** 5.5g **C** 14.6g

フレンチフライ（M）

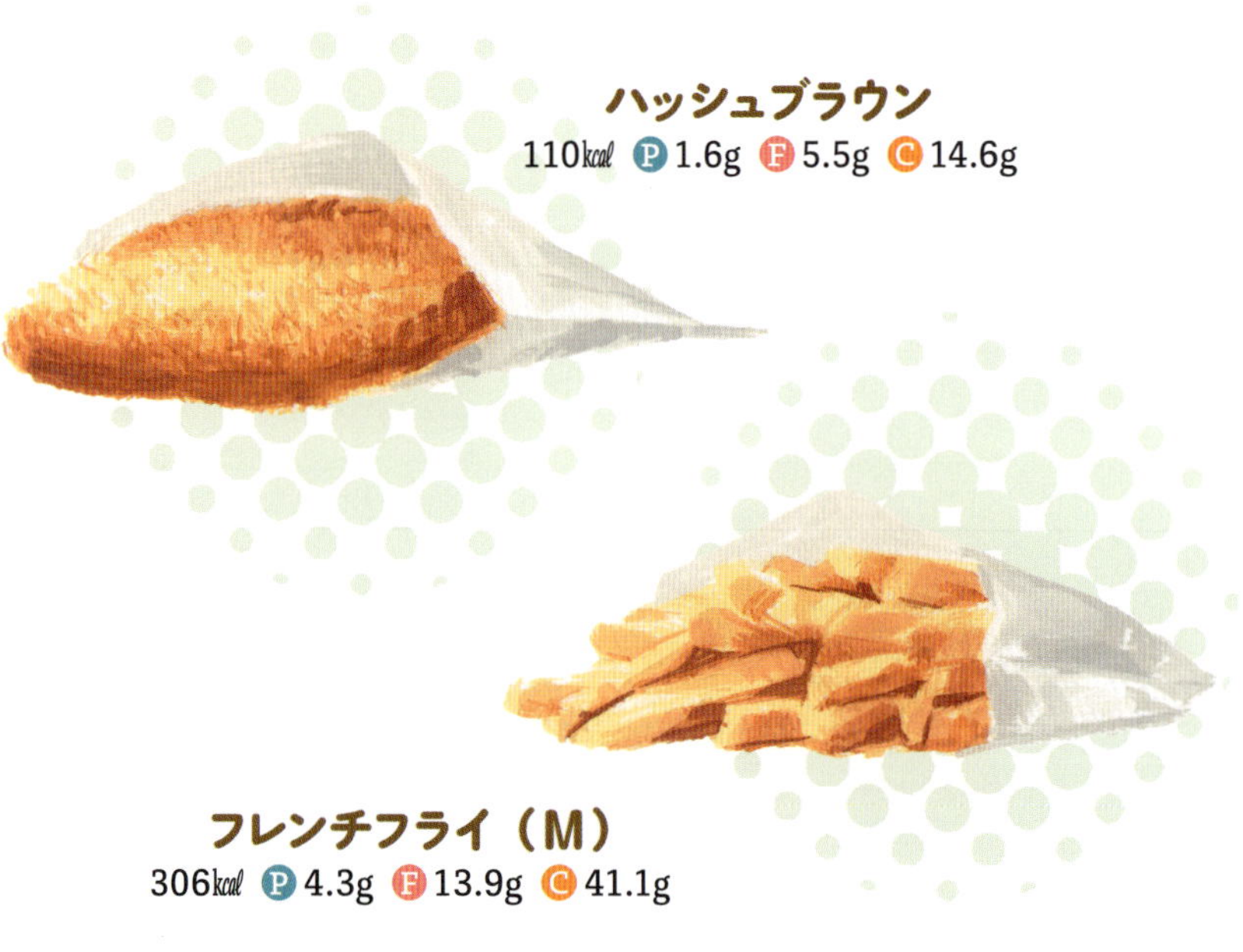

リー。後者のほうが量も少なくカロリーを抑えられますが、たんぱく質も約1・5gと少なく、ワッパーJr.に足しても女性の目安量を超えられるか怪しいところ。そしてどちらのポテトを選んでも男性にはたんぱく質が足りません。

　そこで、サイドメニューにチキン系メニューなどたんぱく質の多いものを選びましょう。たんぱく質が摂れるサイドメニューとして**一番のおすすめは「スナックチキン」。約135kcalでたんぱく質が約8g。サイドメニューの中ではダントツでPFCバランスに優れています**。「ワッパーJr.」と合わせても約480kcalでたんぱく質が約22g。〝若返りやせ〟を目指すなら、やっぱりポテトよりチキンが正解です。

　ちなみにナゲットを食べる場合、ソースは「ハニーマスタードソース」、「バーベキューソース」、どちらも約30kcalと誤差のような数値なので、好きなほうを選んでOKです。

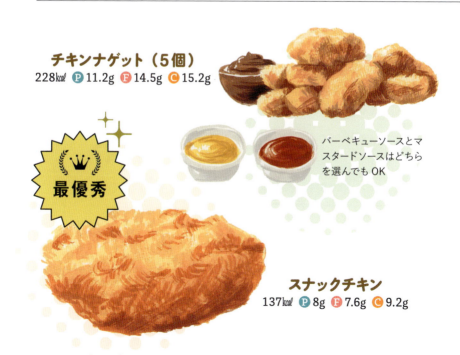

チキンナゲット（5個）

228kcal Ⓟ11.2g Ⓕ14.5g Ⓒ15.2g

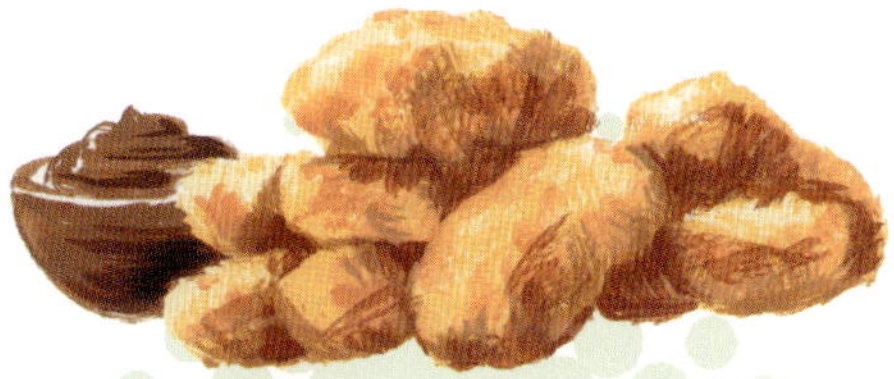

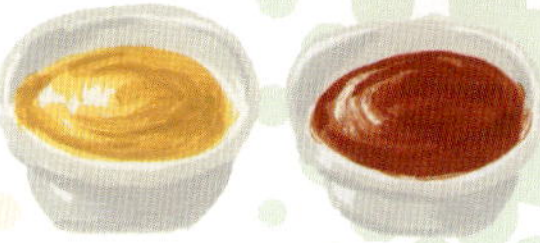

バーベキューソースとマスタードソースはどちらを選んでもOK

最優秀

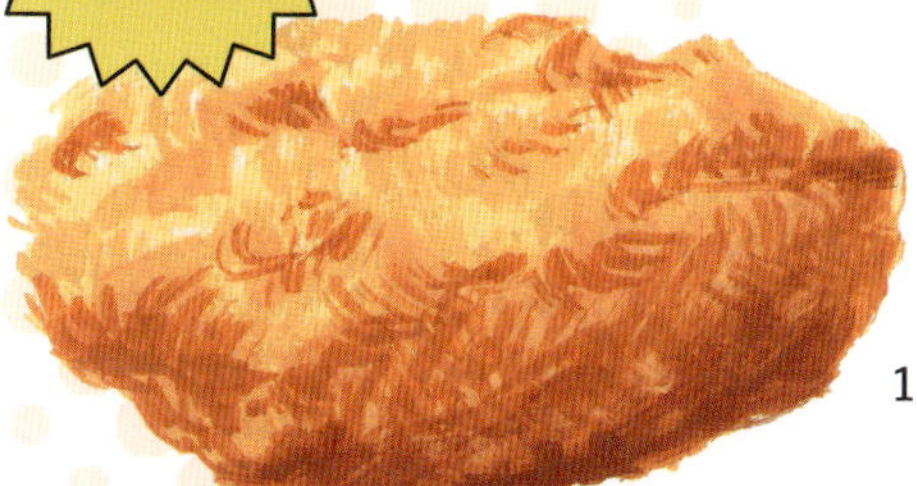

スナックチキン

137kcal Ⓟ8g Ⓕ7.6g Ⓒ9.2g

まとめ

結論！ バーガーキングの

メニュー選びのポイント

バーガーキングのワッパー以外の通常のバーガーに関しては総じてPFCバランスはいい感じでカロリーも控えめなものがほとんどです。しかしその中に一つ、とんでもなくヤバいやつが紛れています。その名も**「ビッグベット」**。たんぱく質は約50.5g、脂質は約66gで、カロリーはなんと約985kcal。絶対に選んじゃいけないNGバーガーです。

まとめると、バーガーキングの代名詞であるワッパーは、当然ながら若返りやせのことを考えたメニューではないため、良質な脂質やビタミンミネラルなどの栄養素は期待できません。唯一優れている点は、単体でたんぱく質量をクリアできること。つまり**ワッパーを食べるなら単品にして余計なカロリーは足さないのが鉄則**です。もう一つの方法は、**Jr.サイズのワッパーを選び、チキンなどのサイドメニューで不足分のたんぱく質を補う**方法。でも、ビッグベットだけはダメですよ！

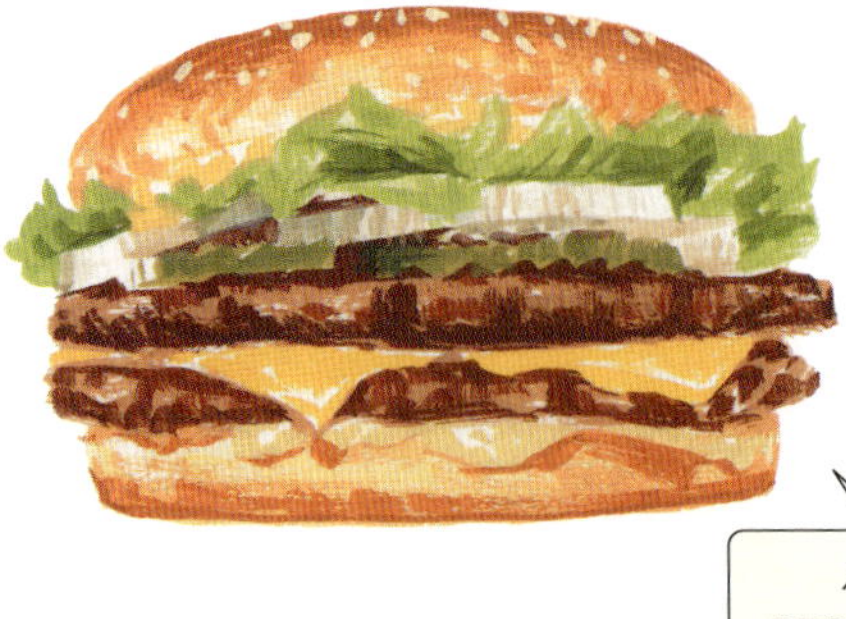

地雷メニュー

ビッグベット
985kcal
P 50.6g F 66.1g C 47.6g

バーガーキングのバーガー類は
PFCバランスが優秀なものが多いけど、
これだけは選んじゃダメ

ケンタッキーフライドチキン編

1939年から変わらぬ調理法で
愛され続けるKFCの大定番。
ウイング（手羽）、ドラム（脚）、
サイ（腰）、リブ（あばら）、キール（むね）が
ランダムに入っている

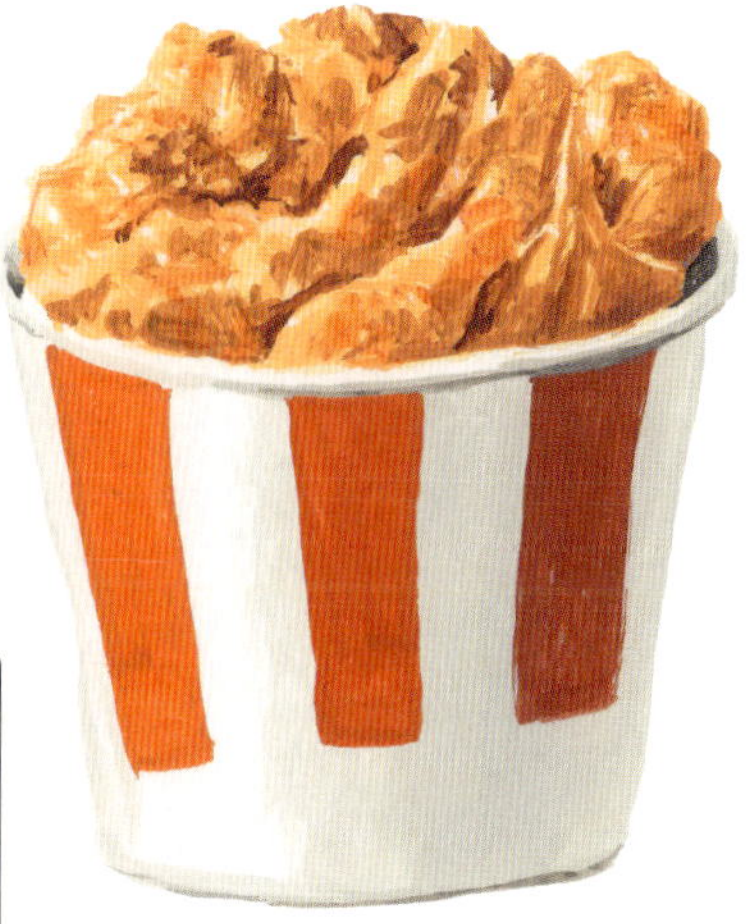

**オリジナルチキン
10ピースバーレル**

KFCのチキンは部位に注意すべし

ケンタッキーフライドチキン（KFC）のフライドチキンといえば、日本でクリスマスのチキン売り上げナンバー1を誇る大人気&定番商品。KFCにはチキン以外にもさまざまなメニューがありますが、ここでは主力商品であるフライドチキンにフォーカスして、その食べ方・選び方について、〝若返りやせ〟的観点から解説していきます。

さて、KFCのチキンメニューには、最もポピュラーな**「オリジナルチキン」**のほか、**「骨なしケンタッキー」**、**「カーネルクリスピー」**などがあります。定番のオリジナルチキンを思い出してください。やや厚めの衣に包まれた、ジューシーな鶏肉。いかにも太りそうな感じがしますよね。

ところが、公式の栄養成分を確認すると、約220㎉、たんぱく質は約16・5g、脂質が約13gと、実はそんなに悪くないんです。ただし、この数値を鵜呑みにして食べると、おそらく太ると思います。いえ、別に公式発表の栄養成分がウソだと言いたいん

Ⓟたんぱく質 Ⓕ脂質 Ⓒ炭水化物

じゃありませんよ。ここには、ちょっとしたカラクリがあるんです。

それは**オリジナルチキンにはウイング（手羽）、ドラム（脚）、サイ（腰）、リブ（あばら）、キール（むね）の5種類の部位が使われており、どれが提供されるかは運次第**ということ。ではどう攻略すべきなのか、解説していきましょう！

理想の部位はキール

たんぱく質源であるお肉は、部位によって性能が異なります。例えば同じ豚肉でも、豚バラと豚ヒレでは脂の量が全然違いますよね。鶏肉の場合も同じで、ささみや胸肉は高たんぱく・低脂質ですが、鶏皮やぼんじりなどは脂質が高くダイエットには向いていません。

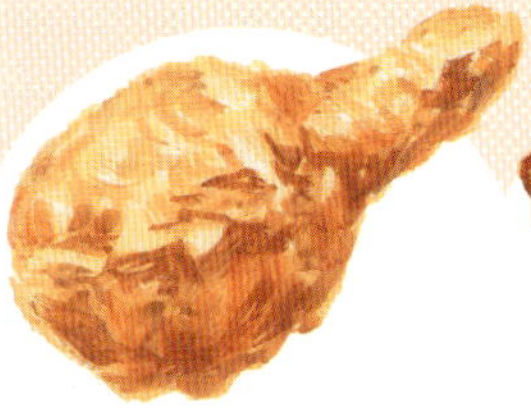

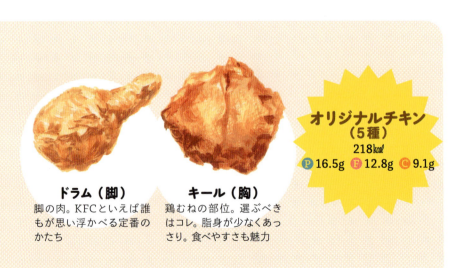

ドラム（脚）
脚の肉。KFCといえば誰もが思い浮かべる定番のかたち

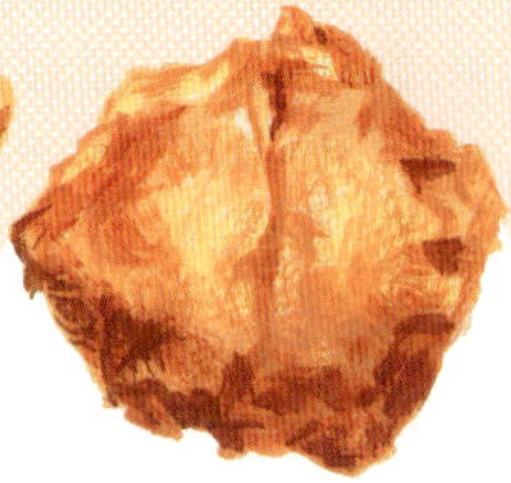

キール（胸）
鶏むねの部位。選ぶべきはコレ。脂身が少なくあっさり。食べやすさも魅力

オリジナルチキン（5種）
218kcal
P 16.5g　F 12.8g　C 9.1g

オリジナルチキンも同じで、部位によってどうしても栄養成分に差が出てきてしまいます。ちなみにオリジナルチキンの場合、もっとも脂身が少ないのが〝キール〟。それ以外は大差ないと思っておいてOKです。

お店のスタッフさんに「キールを入れてほしい」とお願いしたいところですが、基本的に部位ごとの注文はできないので、何が当たるかは運次第のロシアンルーレット。もしクリスマスパーティーで**オリジナルチキンがバーレルごと置いてあったら、胸肉のキールを真っ先に確保**しましょう。

ちなみに、僕も実食しましたが、オリジナルチキンは脂っぽさがエグい！　キッチンペーパーで拭くと結構な量の油が染み込んだので、やはり脂質量は数値を上回っている可能性が高いです。栄養成分の数値がどの部位をもとに算出されているのかは不明ですが、自分の想定以上のカロリーを摂取してしまう可能性がある、ということは自覚しておきましょう。

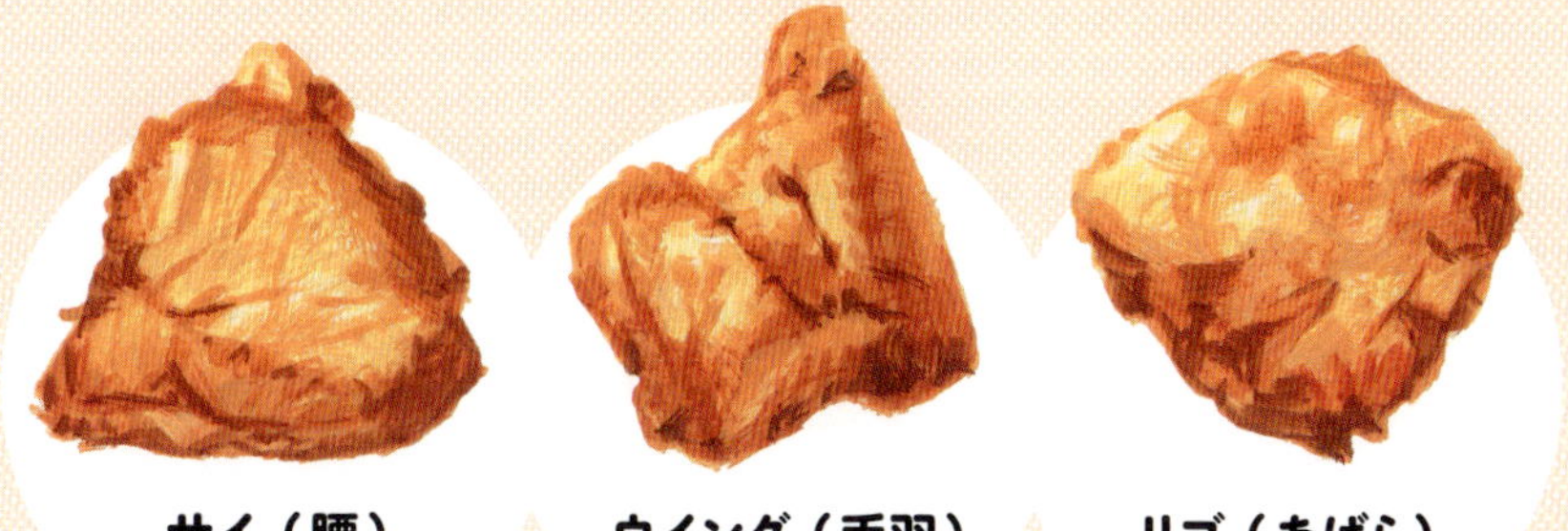

サイ（腰）
公式情報では最も脂身が多いとされている部位。でも正直キール以外は大差ない

ウイング（手羽）
根強いファンの多い手羽の部分。よく動かすのでしっかりした肉質

リブ（あばら）
あばらの部分。小骨が多くてしゃぶることになるので好き嫌いが分かれる部位

ケンタッキーフライドチキン編

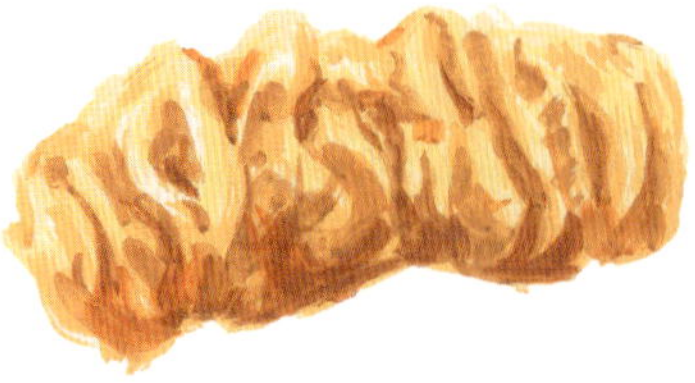

カーネルクリスピー

119kcal P 6.8g F 6.6g C 8.2g

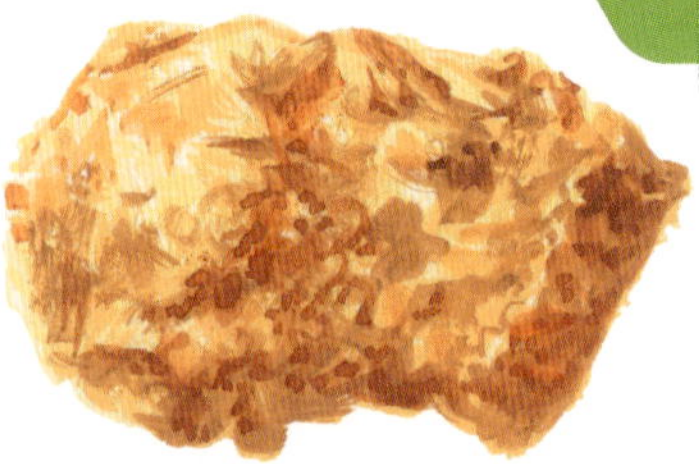

骨なしケンタッキー

191kcal P 20.3g F 8.5g C 8.3g

「いやいや、そんなロシアンルーレットみたいな賭けはできないよ！」と言う人には、「骨なしケンタッキー」がおすすめです。**たんぱく質が約20g、脂質約8・5gで約190kcalとオリジナルチキンを上回る性能の高さ**。骨なしケンタッキーには胸肉を使用したものしかないため、部位による誤差が生じる心配もありません。ちなみに、こちらもキッチンペーパーで拭いてみましたが、ギュッと押してもあまり油が出てきませんでした。食べても油っぽさは少なめ。たんぱく質もしっかり摂れて、かなり優秀です。

もう一つ、**注目したいのが、同じく鶏むね肉の「カーネルクリスピー」**。たんぱく質約７ｇ、脂質約６・５ｇで、約１２０kcal。たんぱく質と脂質がほぼ同じなので、オリジナルチキンや骨なしケンタッキーに比べると栄養バランス的には劣りますが、実際に食べてみると、そこまで脂質が多い感じはしません。衣は多いものの、カラッと揚がっており、あまり油を吸っていない印象です。

実はカーネルクリスピーの衣は、天ぷらをヒントに開発しているとのこと。揚げ物の中でも天ぷらは意外と油切れが良い部類。天ぷらの衣をヒントにしたカーネルクリスピーも油切れが良いのかもしれません。もちろん、**商品によって個体差はあるでしょうけど、数値よりも性能が高いと思って食べて大丈夫**です。

column

\\フライドチキンのダメージを最小限に抑える//
“老けない食べ方”とは？

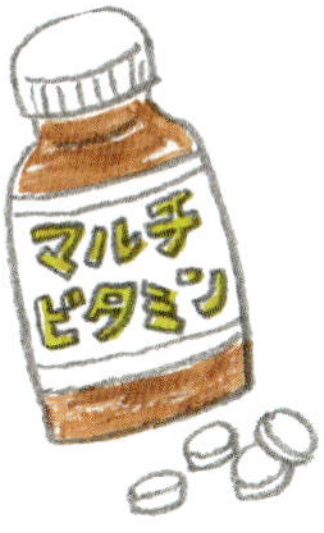

老ける食事とは、たんぱく質が少なく、脂質・糖質が多い食事。KFCの場合、脂質がどうしても多くなります。フライドチキンを食べた日はそれ以外の食事で徹底的に脂質を減らしましょう。

とはいえ、クリスマスにはケーキも食べたいですよね。フライドチキンにケーキを足すと脂質量が跳ね上がるので、中にはチキンはやめてケーキだけ食べる、なんて言い出す人もいそうです。でもそれは大間違い。**ケーキ単品より、チキンも一緒に食べてたんぱく質を摂ったほうが、若返りやせ的には吉**。チキンをメインに、ケーキはおまけくらいの意識で食べましょう。

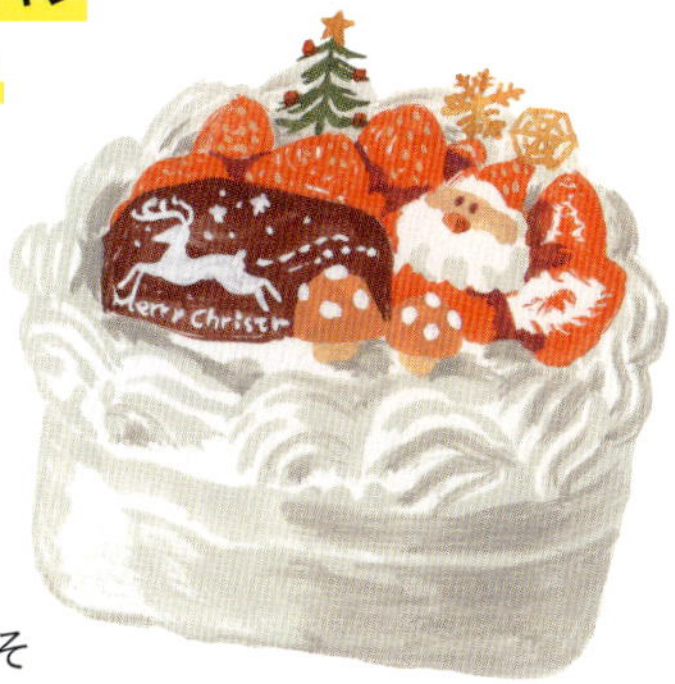

　ではフライドチキンと一緒に何を摂ればいいのか。たんぱく質は十分だし、脂質は摂り過ぎています。ここに糖質を足すと脂質も糖質も多い最悪パターンに。そこでおすすめなのがサプリメントの「マルチビタミン＆ミネラル」。**ビタミン、ミネラルをしっかり食品から摂るのは正直難しいし、カロリーも上げたくない。そんな時は躊躇なくサプリメントを活用**しましょう。

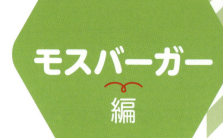

モスバーガー編

健康志向バーガーの意外な真実

ファストフードチェーン界において、モスバーガーは飛び抜けてヘルシーです。ご存知、肉の代わりに大豆を原料にした**「ソイパティ」**や、パンの代わりにレタスでサンドした**「モスの菜摘」**シリーズなど、企業として様々な工夫をしているのがひしひしと伝わってきます。ただ、ダイエットやボディメイクの観点からみると、

モスの菜摘（モス野菜）
224kcal Ⓟ 9.1g Ⓕ 16.5g Ⓒ 10.4g

Ⓟ たんぱく質　Ⓕ 脂質　Ⓒ 炭水化物（糖質+食物繊維）

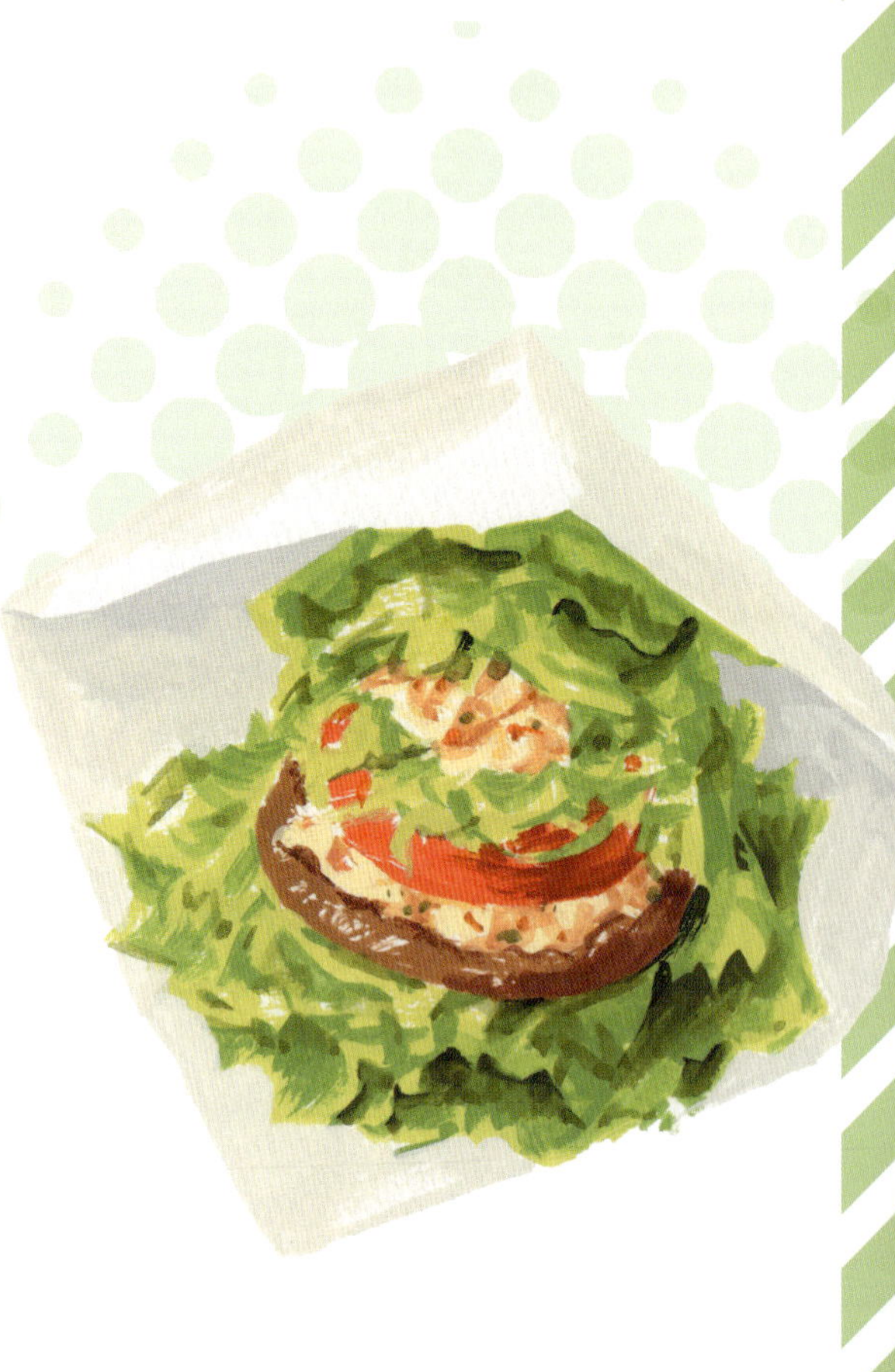

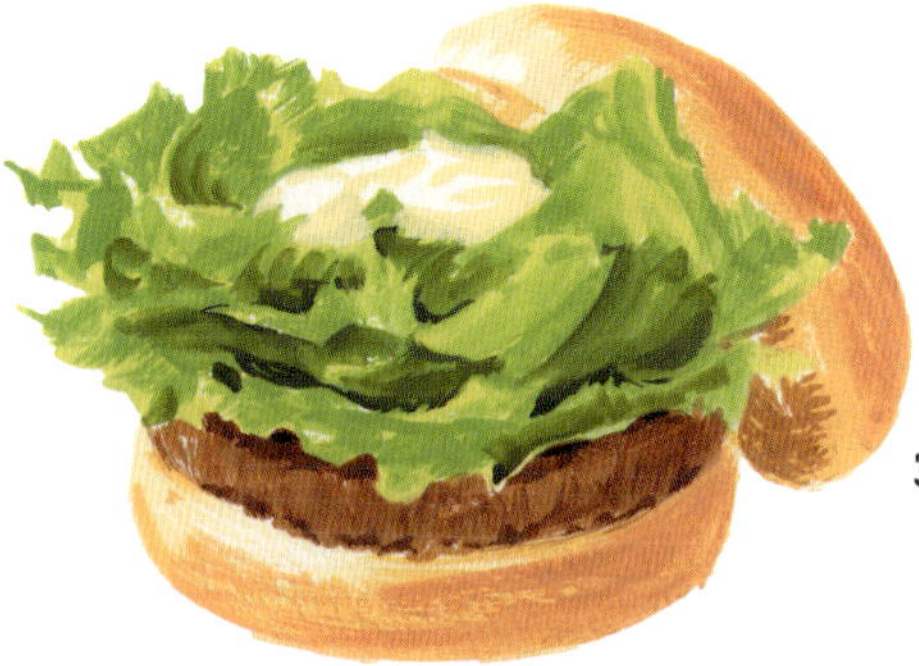

ソイテリヤキバーガー

363kcal Ⓟ12.1g Ⓕ15.5g Ⓒ43.9g

「ちょっと違うかな」という点があるのもまた事実。そこで、一見ダイエット向きと思われるモスバーガーの商品を、若返りやせの観点から見ていきましょう。

まずは「ソイパティ」。お肉を避けたい人にはいいと思いますが、ダイエットやボディメイクという観点では、残念ながらプラスとは言えません。**「植物性たんぱく質のほうが健康的で、動物性たんぱく質は不健康」というイメージを持ってる人も多いでしょうが、それは間違い**。なぜこんな勘違いが起こるかというと、焼肉のカルビやA5ランクの霜降り牛のような、脂ギッシュな肉のイメージが強いからでしょう。「動物性たんぱく質→肉→脂→不健康」と変換されてしまっているわけですね。

でも、お肉でも牛ヒレ肉や鶏ささみなど脂質の少ないものなら、どう考えてもそちらのほうが性能は上。動物性たんぱく質より植物性たんぱく質のほうがダイエットに向いてるなんてことはありません。ただし、**若返りという点では（特に女性の場合）、植物性たんぱく質からは若干のイソフラボンが摂れる可能性があるため、普段から納豆や豆乳、豆腐を食べていない人がソイパティを食べるのはアリ**です。

結論としては、ソイパティは可もなく不可もなし。味が好きとか、お肉を食べられないという理由でソイパティを選ぶのならいいと思います。でも、体に良さそうだからという理由だけで選ぶのはあまりおすすめできません。

	カロリー（kcal）	P（たんぱく質）	F（脂質）	C（炭水化物）＊
モスの菜摘（モス野菜）	224	9.1g	16.5g	10.4g
モス野菜バーガー	364	14.1g	18.6g	35.4g

成分比較表　＊糖質＋食物繊維

「モスの菜摘」は食べ合わせ次第で敵にも味方にもなる

続いて、バンズの代わりにレタスで具材を包んだ「モスの菜摘」シリーズ。ハンバーガーとしては一見物足りなそうに思えるけど、これが意外とおいしいんですよね。栄養成分はどうかというと、例として「モスの菜摘（モス野菜）」と通常の「モス野菜バーガー」を比較してみましょう。

「モスの菜摘（モス野菜）」の炭水化物量は約10gで通常の「モス野菜」（約35g）より低め。これは良いんですが、たんぱく質も約9gと、バンズ版より5gくらい少なくなっています。レタスで包めるサイズにポーションを小さくしているからなのか、通常のバーガーよりたんぱく質量が少ないんです。

たんぱく質は、若返りやせに必要な栄養素。**1食あたり最低でも女性は20g以上、男性なら30g前後は摂っておきたいので「菜摘」単品だけではイマイチ**な食事になります。

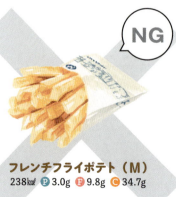

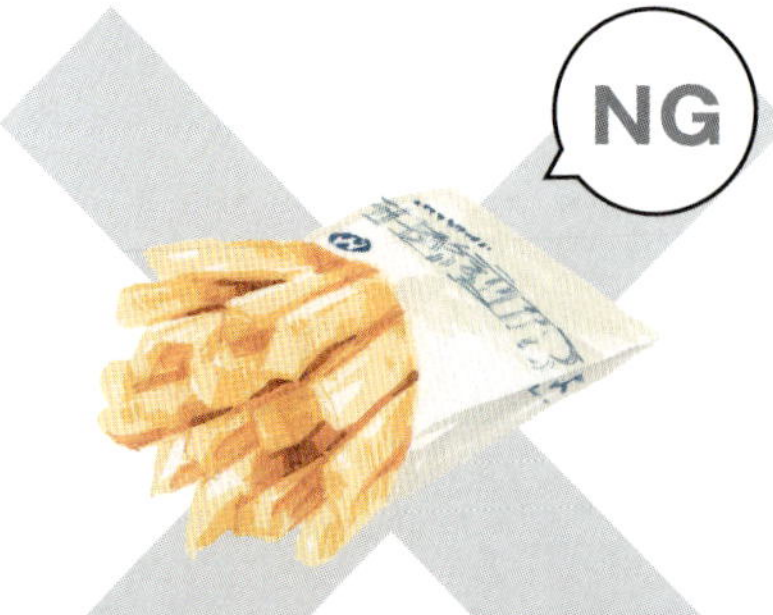

フレンチフライポテト（M）
238kcal P 3.0g F 9.8g C 34.7g

となると、サイドメニューでたんぱく質を補填する必要が出てきます。

たんぱく質を10g以上補えるサイドメニューには「チキンナゲット」と「モスチキン」がありますが、モスチキンは脂質もカロリーも高めなので、チキンナゲットがおすすめ。ただし、ナゲットに別売のソースをつける人は注意。実は、バーベキューソースが約25kcalなのに対し、マスタードソースは約100kcalとカロリーが4倍以上！ この差はちょっとエグいので、ソースは絶対にバーベキューにしましょう。「モスの菜摘（モス野菜）」＋「チキンナゲット」＋「バーベキューソース」を選ぶと、たんぱく質約25g、脂質約27g、炭水化物約27gで約450kcal。低糖質・高たんぱくな、夜に食べるのに理想的な栄養配分になります。

逆に、菜摘シリーズと組み合わせちゃいけないのは「フレンチフライポテト」。「パンを食べないんだから、ポテトで糖質を摂ってもいいよね？」と思う人もいそうですが、これ絶対やっちゃダメです。"糖質が少ない"という菜摘の良さが消え、さらにたんぱく質も足りないという悲しい状況になります。

結論としては、菜摘はナゲットと組み合わせて夕食として食べるにはおすすめ。ポテトとの合わせ技は、菜摘の良さを台無しにしてしまうためNGです。

OK

チキンナゲット（5個）
195kcal P 14.8g F 10.2g C 10.9g

モスの菜摘（モス野菜）
224kcal P 9.1g F 16.5g C 10.4g

バーベキューソース

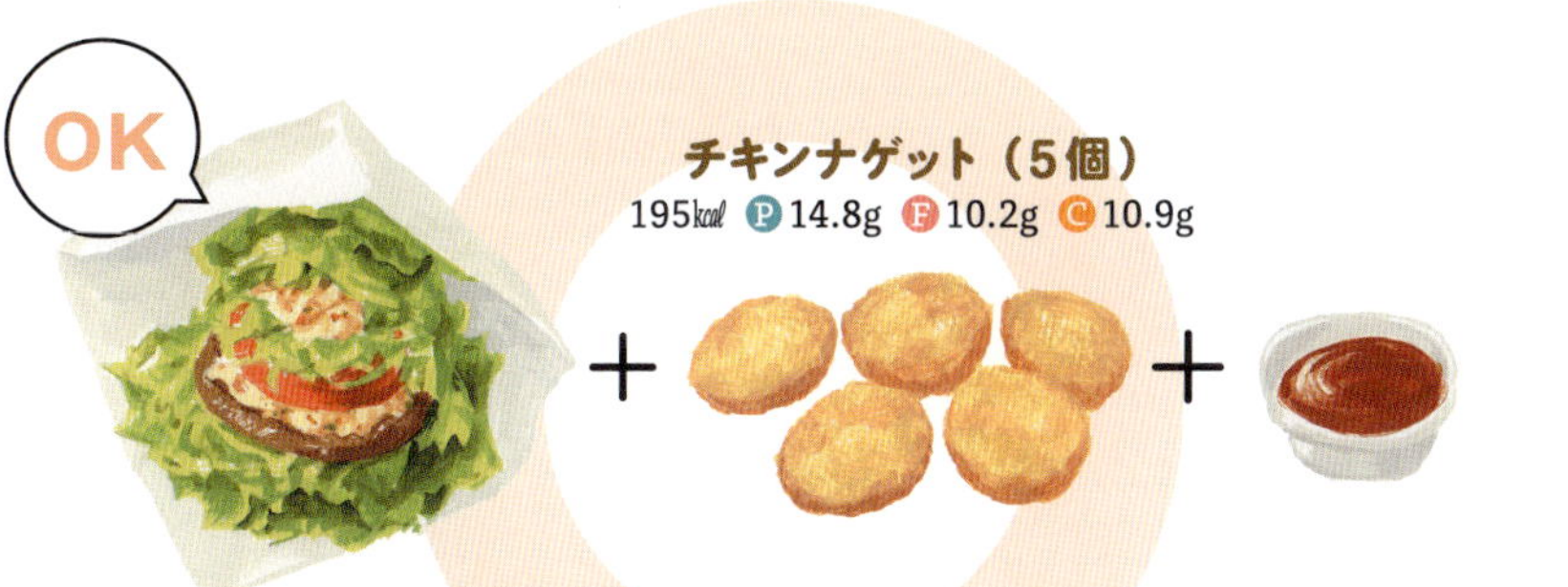

まとめ

結論！ モスバーガーの

最優秀＆NGメニューは？

他のバーガーチェーンと比べ、全体的にカロリーが低いモスバーガーの中でも、**断トツに優れているのは「テリヤキチキンバーガー」。たんぱく質約20g、脂質約10gで、カロリーがなんと300kcalほどしかありません！** この一品で、必要な最低限のたんぱく質量は確保できます。ただし、「テリヤキバーガー」はたんぱく質より脂質が上回っているので、間違えないよう注意！

一方、NGメニューは「ホットドッグ」。これがヘルシーだと思ってる人、意外と多いんですよね。ホットドッグの栄養成分を見てみるとカロリーは許容範囲。でも、たんぱく質に対し、脂質が約2倍のダブルスコアを記録……。そう、**加工肉の中でも脂質の多いソーセージが加わると、PFCバランスがグダグダになりがち**。これにポテトを付けるとさらに残念なことになるので、くれぐれもご注意を。

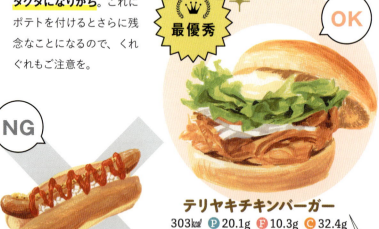

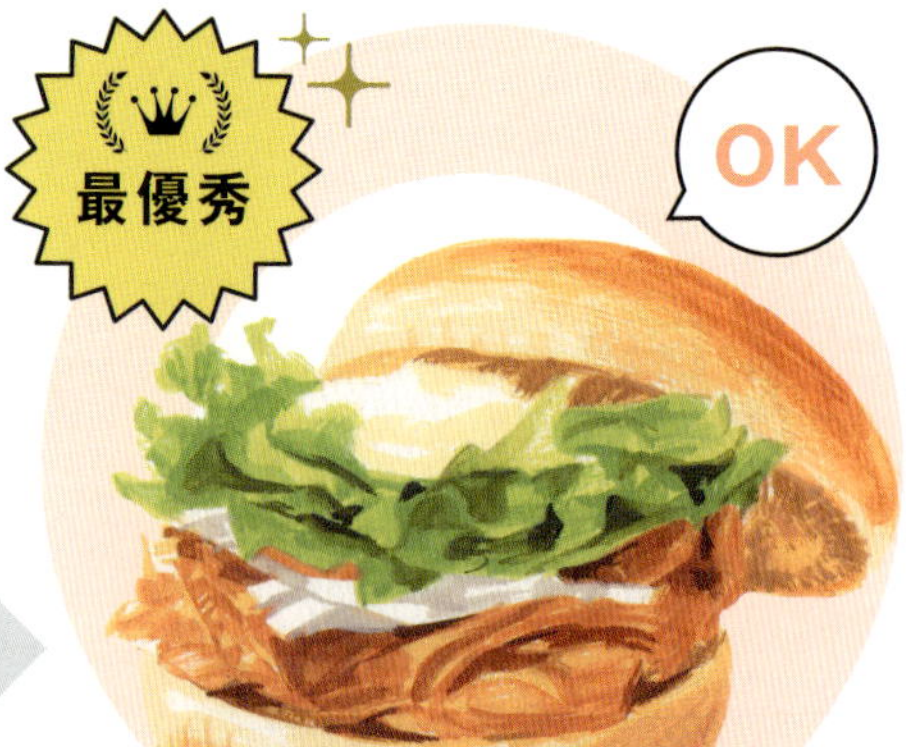

テリヤキチキンバーガー
303kcal P 20.1g F 10.3g C 32.4g

圧倒的な最優秀バーガー。
これならポテトのMをつけてもOK

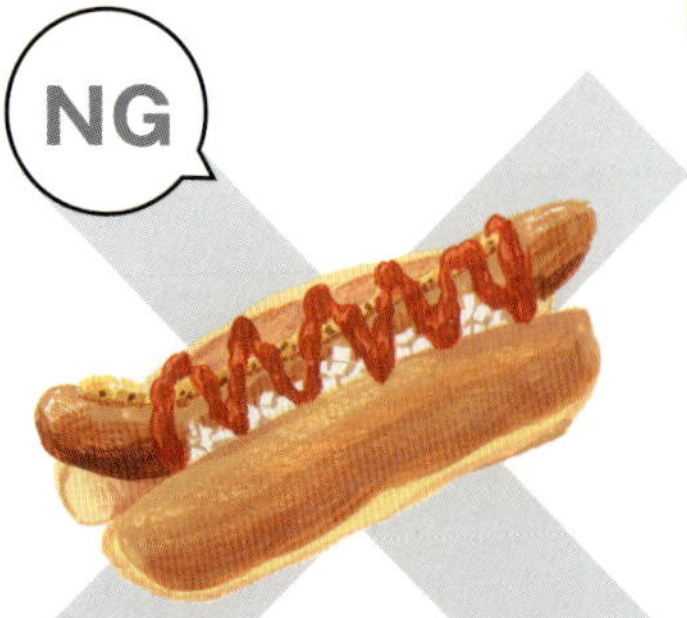

ホットドッグ
359kcal P 11.6g F 23.4g C 25.5g

PART 3

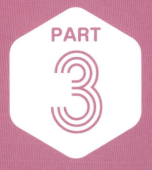

どんぶりチェーンでもやせられる！
最強 vs NG メニュー

一般に、糖質が多いどんぶり（丼）ものは一気にかきこんでしまいがちで、ダイエット的にはあまりおすすめできないジャンル。しかし攻略法は必ずあります！ 大手どんぶりチェーンの吉野家から天丼てんやまで、丼だけに限らない豊富なメニューから**若返りやせにぴったりな食べ合わせ方**を伝授します。

- 吉野家
- 松屋
- かつや
- 天丼てんや

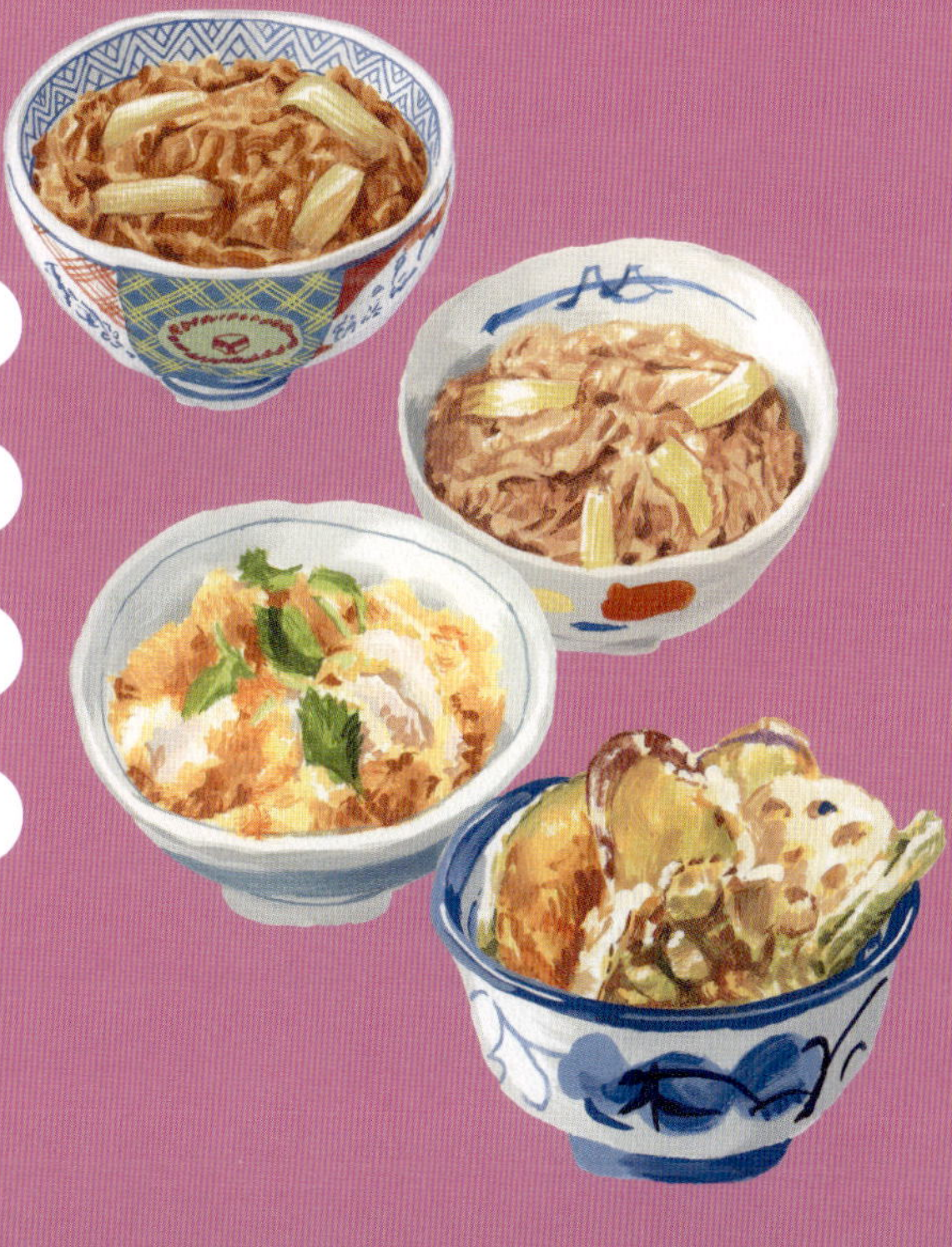

吉野家編

丼ものでも食べ合わせ方でやせる！

むくまない食べ方で若見えをキープ

「丼もの＝太る」というイメージから、ダイエットには向かないと思っている人も多い吉野家。確かに、どんぶり一杯のごはんを食べるわけだから、糖質摂取は避けられないし、みそ汁や副菜を足していくと、塩分が多くなりがちなのも事実です。だからといって、「ダイエット中の吉野家は厳禁！」なんてことはありません。

吉野家のメニューで多く摂ってしまいがちな糖質や塩分は、どちらも活動する際に使われるもの。つまり、食後にエネルギー消費が見込めるランチまでの時間に食べるなら、そこまで気にしなくても大丈夫です。

逆に、活動量が減っていく夜に食べるのは、基本的におすすめしません。**糖質と塩分はむくみの原因の二大巨頭。どちらも摂取してから動かずに寝れば、エネルギーが消費しきれず太りやすいうえ、翌日のむくみにも直結**します。特にむくみの影響が出やすい瞼《まぶた》は、もっとも年齢が出やすい部分なので、一気に老け込んだ印象になりがち。

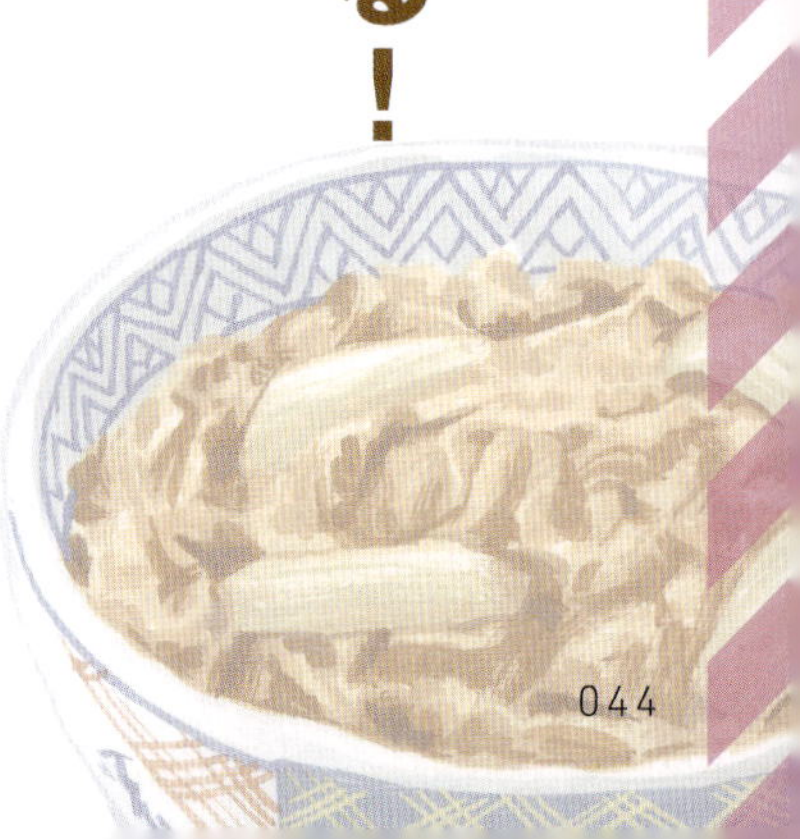

若見えのためにも「吉野家は昼までに食べる」が正解です。

ダイエット成功の鍵は消費カロリーより摂取カロリーが下回ること

「丼ものだけだと栄養素が偏りそうだから、副菜や味噌汁もつけよう」と、定食メニューを選ぶ方もいますよね。確かに、ダイエットやボディメイクのためには、野菜に含まれるビタミン、ミネラル、食物繊維や、味噌のような発酵食品を摂ることも大事。でも外食であれもこれもといろんな栄養素を欲張りすぎると、カロリーも塩分もどんどん上がってしまいます。**ダイエットを成功させるには、消費カロリーが摂取カロリーを下回ることが絶対条件**。ただでさえ高カロリーになりがちな丼ものは、栄養バランスを重視してカロリーを増やすより、どこかを切り捨てたほうがうまくいきます。最低でも、たんぱく質だけはしっかり摂れていればよし。ダイエットには女性なら一食５００kcal前後、男性なら７００kcal前後が理想ですが、正直、牛丼では難しいので８００kcalは超えないように頑張りましょう！

それでは、吉野家の看板メニュー「牛丼」をチェックしながら、攻略方法を考えていきましょう。

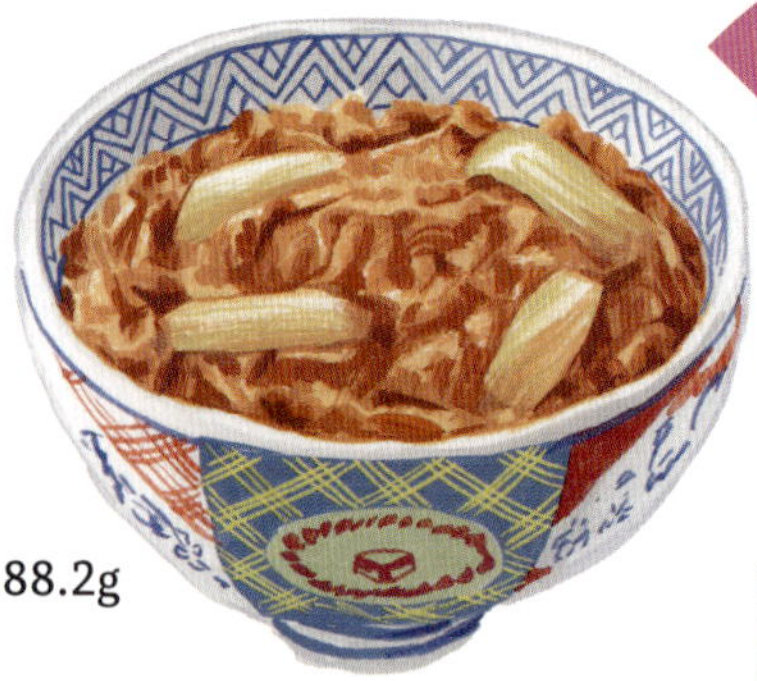

牛丼並盛
633㎉ P 19.6g F 23.6g C 88.2g

牛丼の選び方

たんぱく質量を基準に丼サイズを選ぼう

牛丼でカロリー的に許容範囲内なのは「小盛」、「並盛」、具材だけが大盛りの「アタマの大盛」の3つ。カロリーだけを見ると、小盛が５００㎉以下で優秀なのですが、たんぱく質が約16gと少ない。たんぱく質は筋肉をはじめ、体のベースをつくる若返りやせにも重要な栄養素。一食に必要なたんぱく質量は必ず摂っておきたいところです。

脂質はたんぱく質より少ないのが理想ですが、どれも超えちゃってますね。ぶっちゃけ、これは仕方ない！ 吉野家の牛丼のお肉は脂が多い部位を使っているため、たんぱく質を増やそうとすると脂質も増えてしまうのです。炭水化物はどれも多めですが、並盛単品はそこまでバランスは悪くありません。ただ、男性にはたんぱく質が足りないので、女性は並盛、男性はアタマの大盛でたんぱく質量を確保するのがおすすめ。ちなみに、豚丼は牛丼と栄養バランスはさほど変わりませんが、たんぱく質が低めなので要注意です。

	カロリー（kcal）	P（たんぱく質）	F（脂質）	C（炭水化物）*
牛丼小盛	489	15.6g	19.6g	64.6g
牛丼並盛	633	19.6g	23.6g	88.2g
アタマの大盛	725	23.0g	28.8g	96.6g

成分比較表　＊糖質＋食物繊維

牛丼小盛にたんぱく質メニューをプラスして

“若返りやせ牛丼”に

単品ではたんぱく質が不足してしまう小盛ですが、カロリーが低いからこそできる食べ合わせ技があります。男性の牛丼並盛のたんぱく質補強にも役立ちますよ！

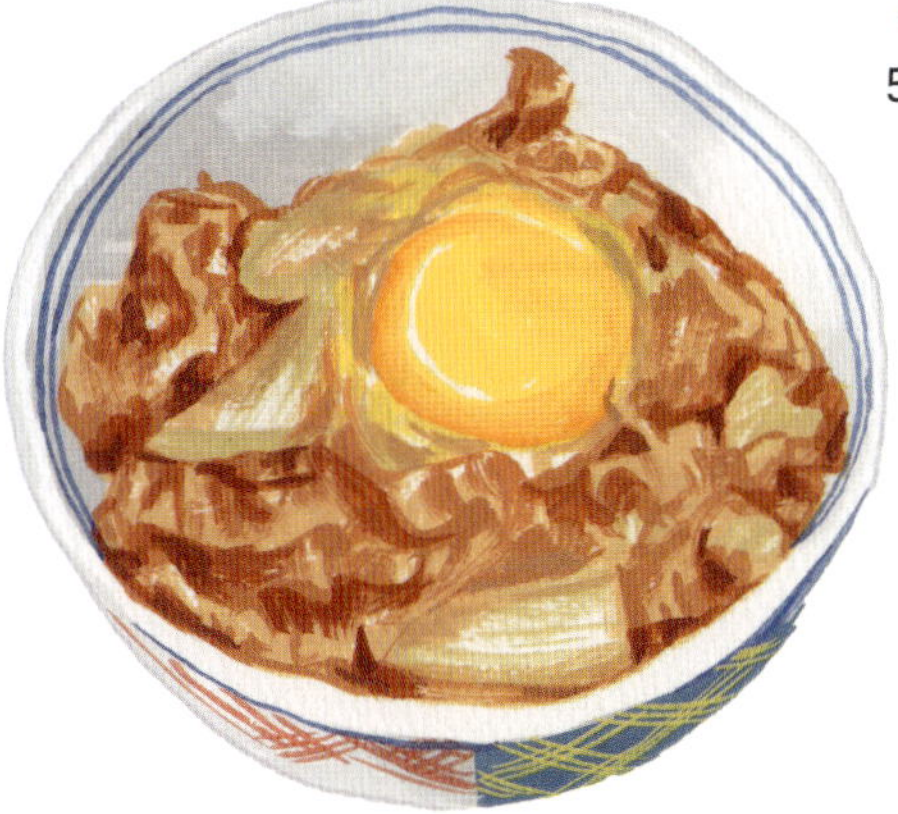

牛丼小盛＋玉子トッピング

565kcal Ⓟ21.8g Ⓕ24.8g Ⓒ64.8g

玉子を足しても500kcal台で、たんぱく質も20g以上にアップ！ 玉子は準完全栄養食とも言われ、栄養バランスの優れた食品。ビタミンCと食物繊維以外の栄養素がすべて入った、ある意味マルチビタミンミネラルみたいなもの。**「困ったら玉子を足す」技は覚えておくと便利**です。

困ったら

納豆

99kcal Ⓟ7.8g Ⓕ4.7g Ⓒ7.1g

（タレ・カラシ・ネギ含む）

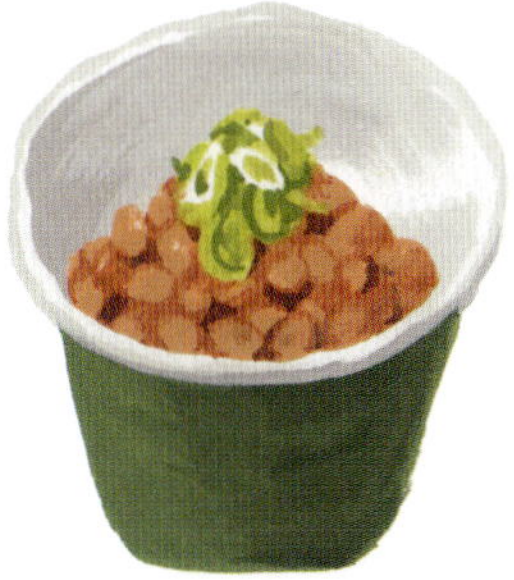

たんぱく質が摂れるうえ、発酵食品なので腸内環境を整えるなど健康や美肌へのメリットが大きいのが魅力。牛丼小盛なら玉子と納豆を両方足しても、総カロリー700kcal以下、たんぱく質29g以上！ 若見えを狙える栄養素が摂れる**「最強若返りやせ飯」**に。

NG丼はから揚げ丼・定食

から揚げ系のメニューは、たんぱく質がしっかり摂れますが、そんなことを帳消しにするくらい、カロリーがぶっ飛んでます！ から揚げ丼の並盛で900kcal以上、良質ではない脂質も牛丼の約2倍。から揚げ定食は約1170kcalと牛丼2杯分！ 吉野家なんだから、から揚げじゃなく牛丼を食べましょう。

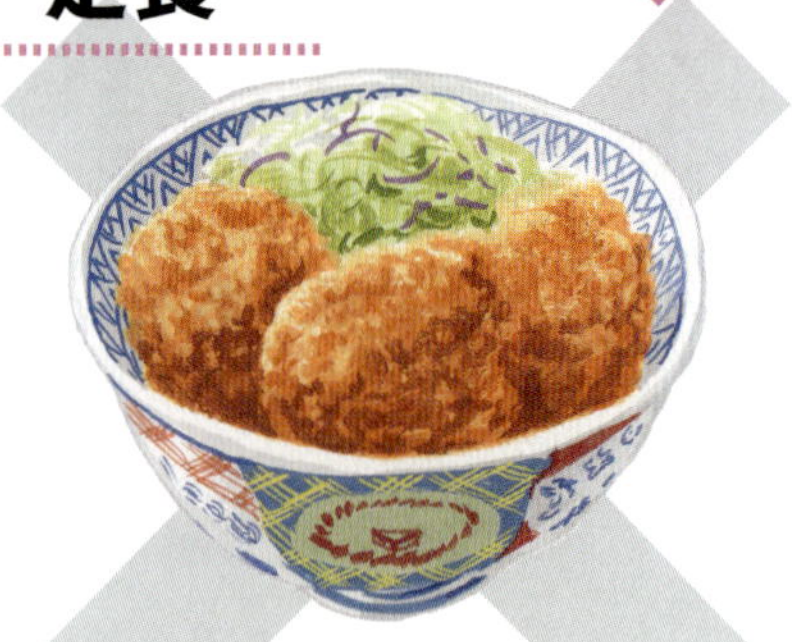

から揚げ丼
943kcal P 31.9g F 44g C 104.5g

夜のおすすめはキムチ牛サラダ

「サラダかよ」と侮るなかれ！ 牛肉のほか、鶏肉、半熟玉子も入って十分なたんぱく質を確保可能。夜に控えたい糖質も少なく優秀！ これ一品で満足できるパワー系サラダです。「チーズ牛サラダ」はたんぱく質も脂質も増えますが、どちらを選んでもOK（ドレッシングなしの数値なので、かけないか少なめで乗り切りましょう！）

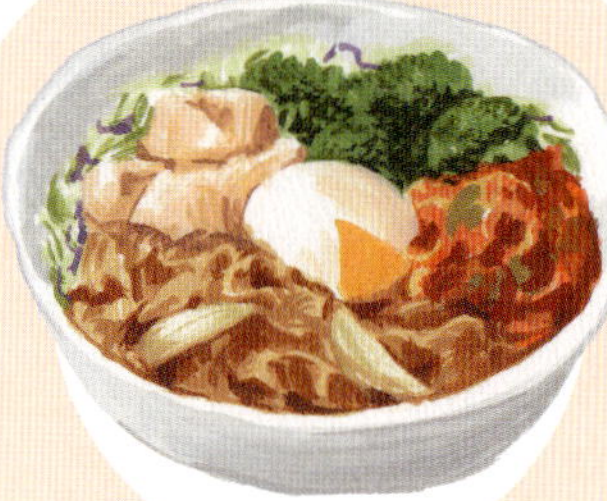

キムチ牛サラダ
415kcal P 26.8g F 28.4g C 13.6g

石本先生のここがPoint！

ダイエット成功の鍵は「全部食べたい！」という欲望を捨て、食べるタイミングによって何かを削ること。日中は丼もので糖質を摂っていいけど、揚げ物などは控えて高カロリーにならないように気をつけましょう！

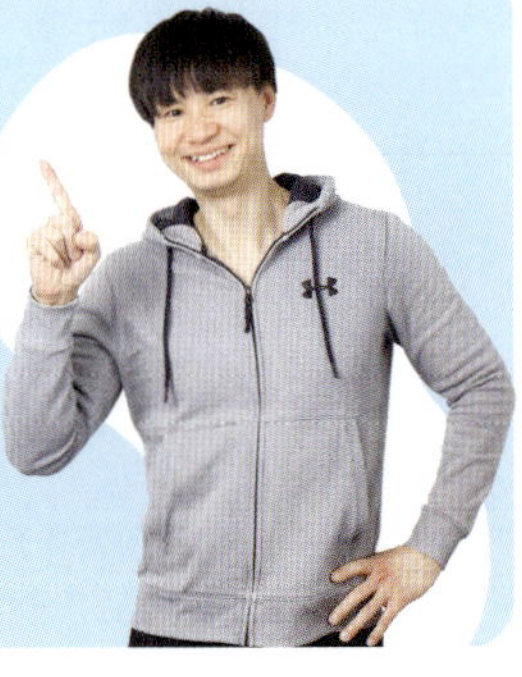

column

豆知識

＼ 魚は高たんぱく・良質な脂質で ／
アンチエイジングにも最適

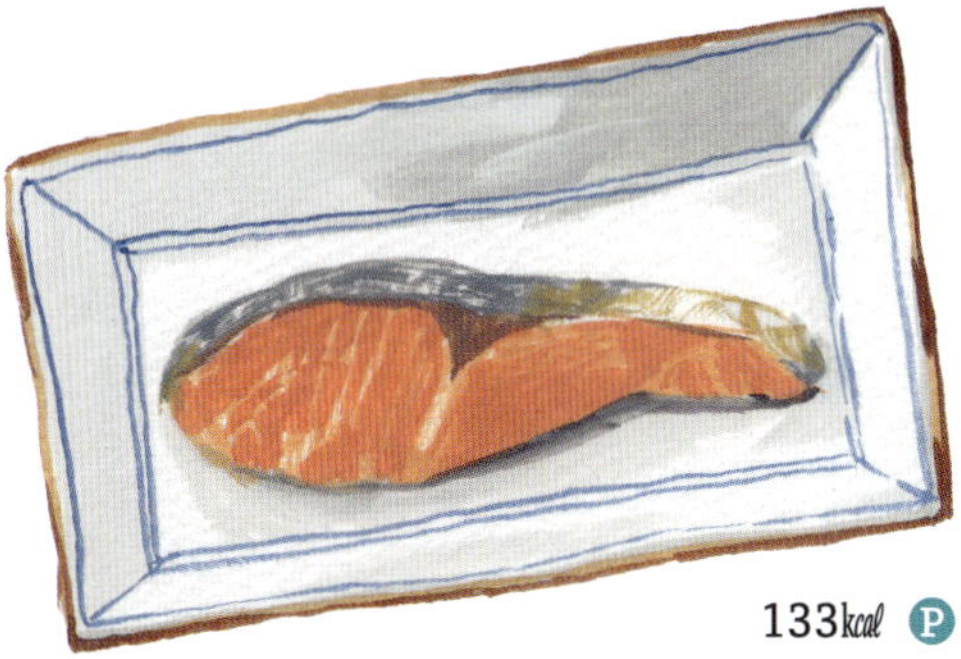

鮭

133kcal P 13.9g F 8.5g C 0.1g

たんぱく質の補強でもう一つ、おすすめしたいのが「鮭」。たんぱく質が約14gも摂れるうえ、**鮭に含まれるアスタキサンチンは抗酸化作用が高く、アンチエイジング効果が期待できる**と言われています。

加えて、その良質な脂質も大きな魅力。たんぱく質や糖質は何で摂っても大差ありませんが、脂質に関しては肉で摂るのと魚で摂るのとでは明確に違います。肉に多く含まれる飽和脂肪酸は摂り過ぎると動脈硬化をはじめ、様々な生活習慣病の原因になります。対して、魚に多く含まれる不飽和脂肪酸はそういったリスクも少なく、青魚や鮭の場合は、最も健康や美容効果が高いとされるオメガ３系の脂肪酸であるDHAやEPAが多く含まれ、老化の原因となる体内の炎症を防ぐなど、健康効果が高いと言われています。

脂質は1gあたり9kcalで摂り過ぎたら太りますが、どうせ摂るなら肉より魚で摂ったほうが絶対いい！　健康的になることで若見えし、健康で活動量が増えれば、結果的にダイエット効率もアップします。たんぱく質を足したい時は、魚を選べば、まず間違いなし！

松屋 編

松屋には最強モーニングがある

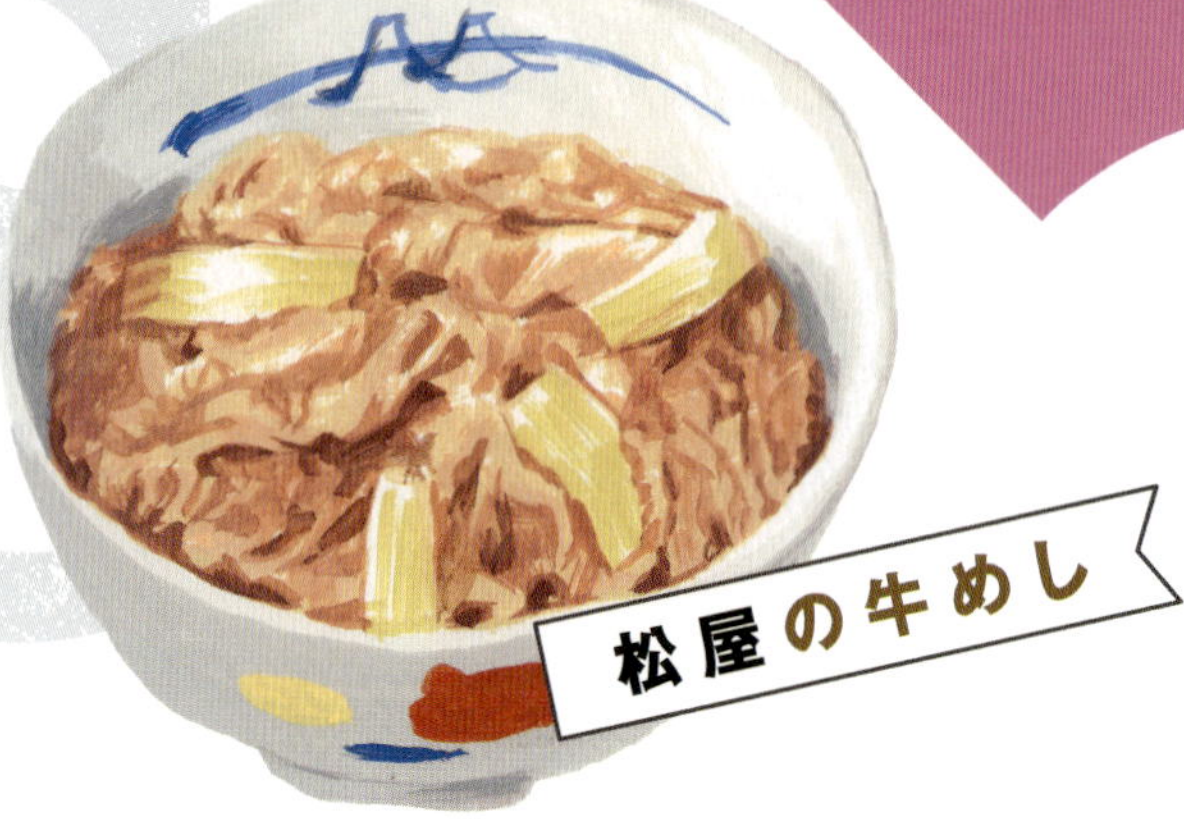

松屋の牛めし

松屋の牛めしvs吉野家の牛丼 どちらがダイエット向き？

松屋の定番はやはり、吉野家の牛丼と双璧をなす「牛めし」ですよね。吉野家も松屋も同じようなもんでしょ？　と思われるかもしれませんが、実は全然違うんです。

松屋の牛めし（並盛）は、たんぱく質が約17gと少なめなのに、脂質がなんと約30g。実際食べてみると、吉野家に比べ松屋のお肉は結構、脂ギッシュ。そこがおいしさの秘密なのかもしれませんが、脂質の多い肉を使っているということは、ダイエット的にはマイナス要素になります。

なぜなら、たんぱく質と糖質は1gあたり4kcalなのに対し、脂質

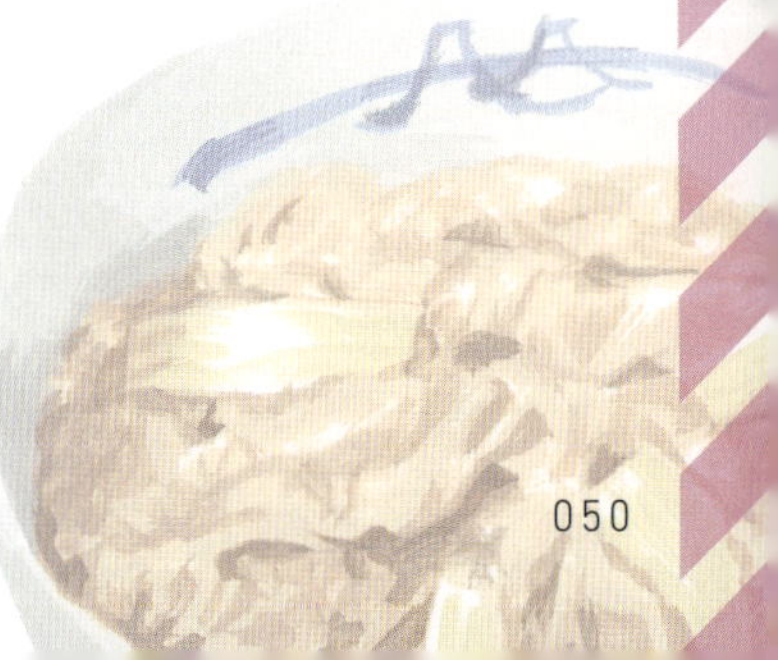

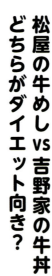

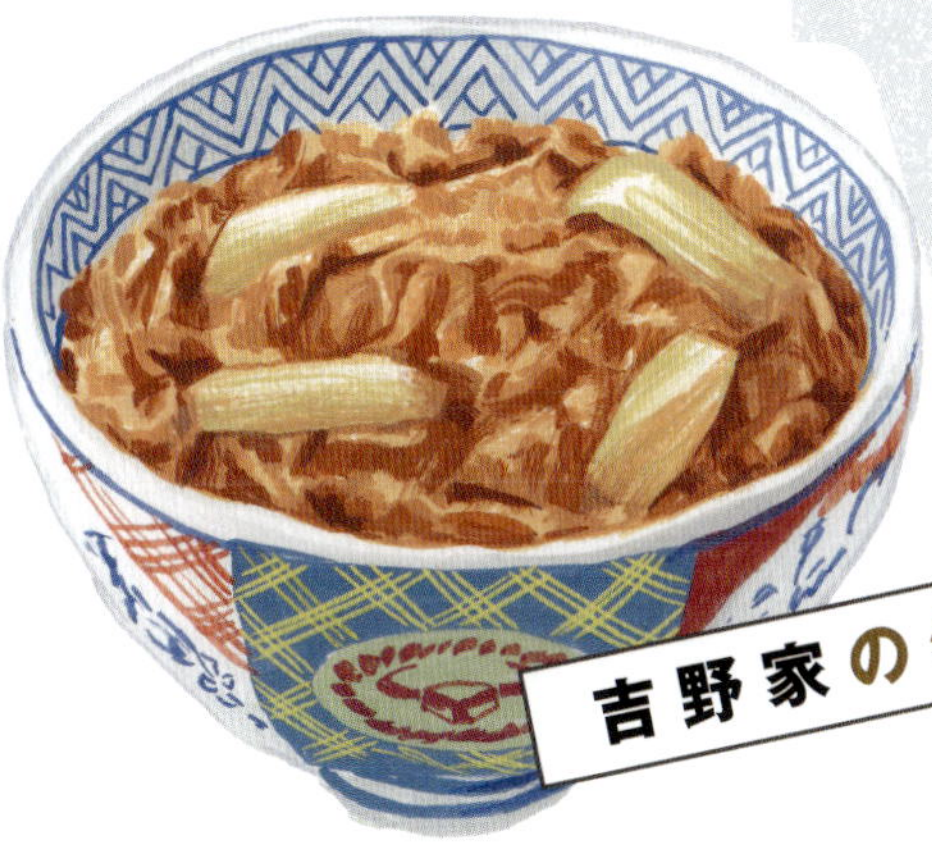

吉野家の牛丼

は1gあたり9kcal。つまり脂質の比率が高い食事は、カロリーもグンと上がる。その結果、同じ並盛でも、吉野家と松屋とでは50cal近くも差がついてしまいます。**ダイエットで体重を落としたい時は、一食のカロリーを女性なら500kcal前後、男性なら700kcal前後にするのが理想です。**

正直、牛丼だとたんぱく質を必要量確保しようとするとカロリーが超えてしまうことがほとんどですが、せめて800kcal以内には抑えておきたいところ。

どうしても松屋で牛めしを食べたいなら、並盛に。もしくは小盛を頼んで、サイドでたんぱく質を補強するのがベストです。

	カロリー（kcal）	P（たんぱく質）	F（脂質）	C（炭水化物）*
松屋牛めし（並）	687	17.1g	28.9g	85.5g
吉野家牛丼（並）	633	19.6g	23.6g	88.2g

成分比較表　※牛丼はほとんど食物繊維が摂れないので　＊炭水化物量＝糖質に近い

たんぱく質を補強する最強サイドメニュー

牛めしの小盛は約５００kcal、たんぱく質約13g、脂質約23g、炭水化物約60g。小盛は並盛より25g以上炭水化物量を減らせるため、高たんぱくメニューと組み合わせることで、ＰＦＣバランスのいいメニューに仕上げることができます。

松屋は、豊富なサイドメニューから選べるのが大きな魅力です。**玉子、納豆、冷奴は、どれもたんぱく質の補強として文句なくＯＫ。**ただ、ソーセージエッグだけが微妙で、たんぱく質だけでなく、脂質もかなり増えてしまいます。実は**ソーセージは、ダイエット中の摂取に気をつけたほうがいい食品なんです。**

ソーセージやベーコン、ハムなど、手軽にたんぱく質を摂れる肉の加工食品は、日常に欠かせない食材。でも、このうちダイエットにいいのはハムだけ。脂質が少なく、使い勝手の良い食材です。一方、ベーコンやソーセージをたんぱく質源としてガッツリ食べちゃうと、脂質を摂り過ぎることになるので要注意。「ソーセージは危険！」という知識は持っておきましょう。ただ、松屋にあるのは「ソーセージエッグ（or半熟玉子）」。で、準完全栄養食の玉子がついているのでそこまで悪くはありません。正直、ハムエッグだったら文句なくおすすめなんですけどね。

解説

牛めし小盛、朝定食などに、高たんぱくなサイドメニューを足してPFCバランスのいい食事メニューをカスタムしよう！ 以下の中ならどれを選んでもOK。

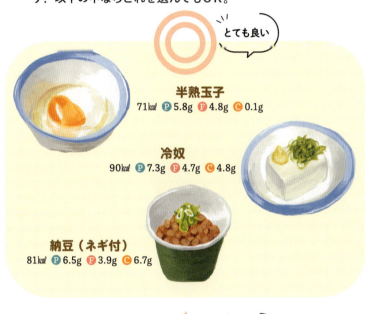

◎ とても良い

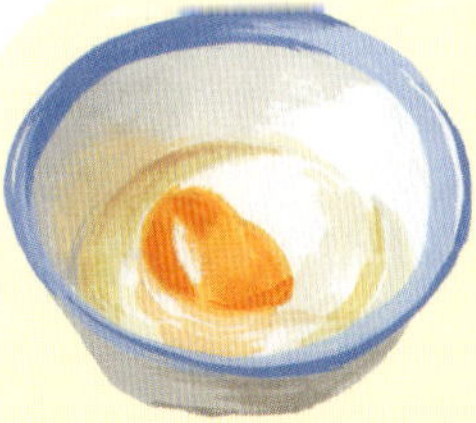

半熟玉子
71kcal P 5.8g F 4.8g C 0.1g

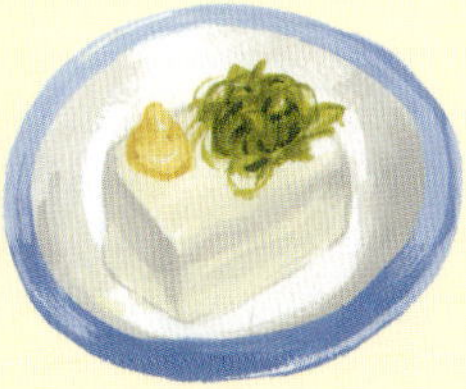

冷奴
90kcal P 7.3g F 4.7g C 4.8g

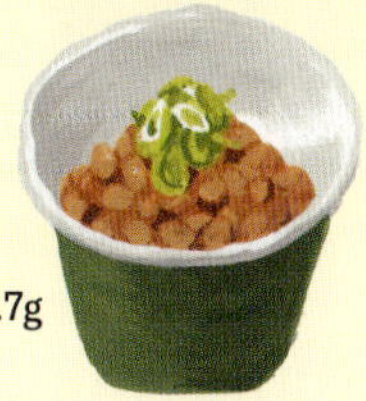

納豆（ネギ付）
81kcal P 6.5g F 3.9g C 6.7g

△ まあまあ

ソーセージはダイエットに
要注意な食材ですが、
準完全栄養食の
玉子がついているのでOK

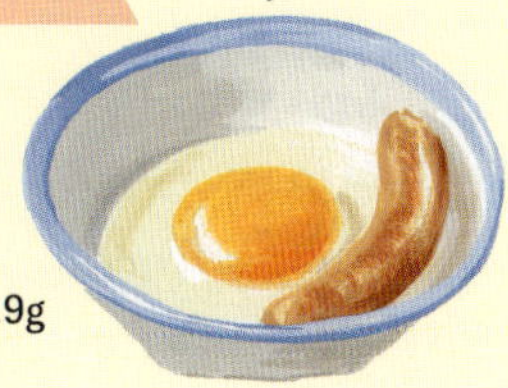

ソーセージ半熟玉子
139kcal P 9.3g F 10.1g C 0.9g

納豆、冷奴、玉子などはたんぱく質のちょい足しメニューにぴったり！ 朝定食はミニ牛皿、納豆、冷奴、とろろの中から小鉢をひとつ選べるんですが、先述した通り、松屋の牛肉は脂質が多め。とろろはたんぱく質量が少ないため、納豆か冷奴をつけましょう。最強「若返りやせ飯」にするには納豆がイチオシ！

※選択肢に鮭がない理由は吉野家より牛丼の脂質が高く、良質な脂質を摂ることよりもカロリーを抑えることを優先にしているからです。

column-1 豆知識

若返りやせ飯には「納豆」を

大事なポイントをおさらい!

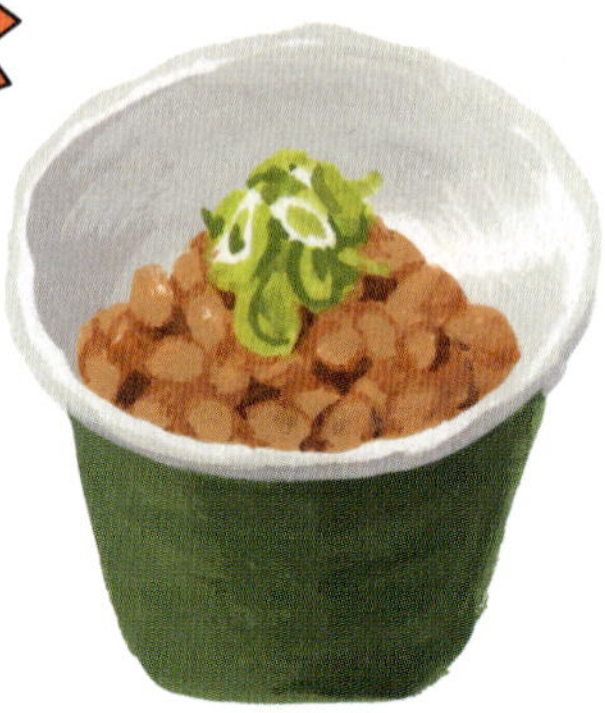

納豆（ネギ付）

81kcal P 6.5g F 3.9g C 6.7g

発酵食品である納豆は腸内環境を整えるなど、健康や美肌へのメリットが大きい食材。また、納豆に多く含まれる大豆イソフラボンは、加齢と共に減少する女性ホルモンのエストロゲンと似た働きをすることで、アンチエイジングにも役立ちます。

さらに、食物繊維も豊富に含まれています。食物繊維には水溶性食物繊維と不溶性食物繊維がありますが、実はこの比率が腸内環境を整えるのに大切なポイント。不溶性食物繊維が多過ぎると、人によっては便が固くなってしまい、便秘を引き起こすこともあります。**水溶性と不溶性の食物繊維が理想のバランスで入った納豆は、めっちゃ優秀食材**と言えます。

column-❷ 豆知識

＼ダイエットに朝たんぱくが／
重要な理由とは？

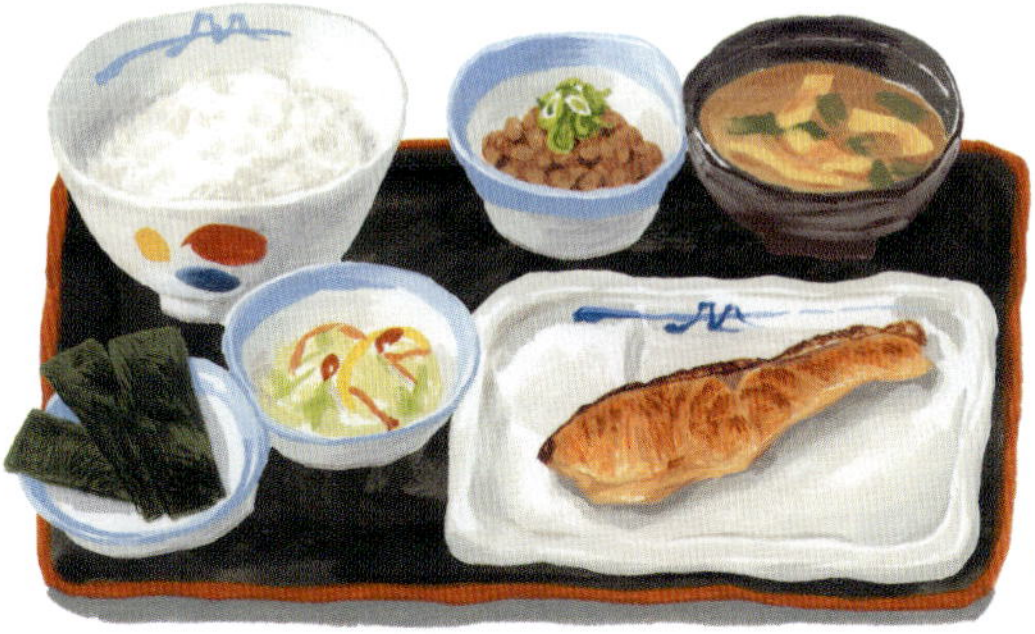

良いとこだらけの
納豆と鮭が
タッグを組んだ
最強モーニングメニュー！

“炙り”焼鮭朝定食
520kcal
P 20g F 9.6g C 84.8g
（納豆は別）

“炙り”焼鮭朝定食（小鉢に納豆）はまさに若返りやせ飯の見本と言える最強モーニング！ 定食なので糖質が多く、みそ汁や漬物などで塩分も高くなりがち。ただ、食後にエネルギー消費が見込める朝なら、そこまで気にしなくても大丈夫です。

このモーニングが優秀なワケは**「朝こそたんぱく質をしっかり摂るべき」**だから。たんぱく質を摂ると血液中のアミノ酸が増加。このアミノ酸が多いほど筋肉が増えやすく、落ちにくくなります。そして筋肉が増えれば代謝は上がり、エネルギーを消費しやすい体になります。血中のアミノ酸濃度は食べた瞬間上がりますが、約6時間後にはマイナスゾーンに突入。実はたんぱく質は摂り貯めができないため、食事の間隔が空くと筋肉がどんどん落ちやすくなってしまいます。19時に夕食、翌朝7時に朝食となると12時間も食事の間隔が空きます。たんぱく質が補充されない状況は、筋肉にしてみればまさに生存危機。人間が寝ている間も、筋肉は休みなくたんぱく質を欲しているのです。

つまり朝は、筋肉がもっともたんぱく質を欲しがっている時間帯。食欲がないからパンとコーヒーで済ますなんてことをしていると、筋肉も代謝もどんどん落ちてやせにくい体になっちゃいますよ！

かつや 編

揚げ物だらけでも若返りやせダイエットできる？

塩分、カロリーを抑えつつ、たんぱく質を摂るべし！

かつやで若返りやせできるの？

正直、かなりむちゃぶりなお題です。基本的に揚げ物に大量の白米という時点で、ダイエットには不向き。また、若返りに重要な栄養素である魚やナッツに含まれる良質な脂質、食物繊維、ビタミンミネラルなどがどれも壊滅的です。そのため、どれだけ無傷でかつやを楽しむかという視点で挑むことが大事になってきます。

かつやで必要以上にダメージを受けないために唯一できることは、たんぱく質をしっかり摂り、塩分やカロリーを摂り過ぎないこと。ただ、かつやはカロリーを公表していないので、ある程度予想で立ち回ることになります。基本、何も考えずに食べていたら1000kcalは超えていると思ったほうが無難ですね。

かつやは普通盛りでもごはんの量がかなり多め。揚げ物の脂質に加え、糖質でもカロ

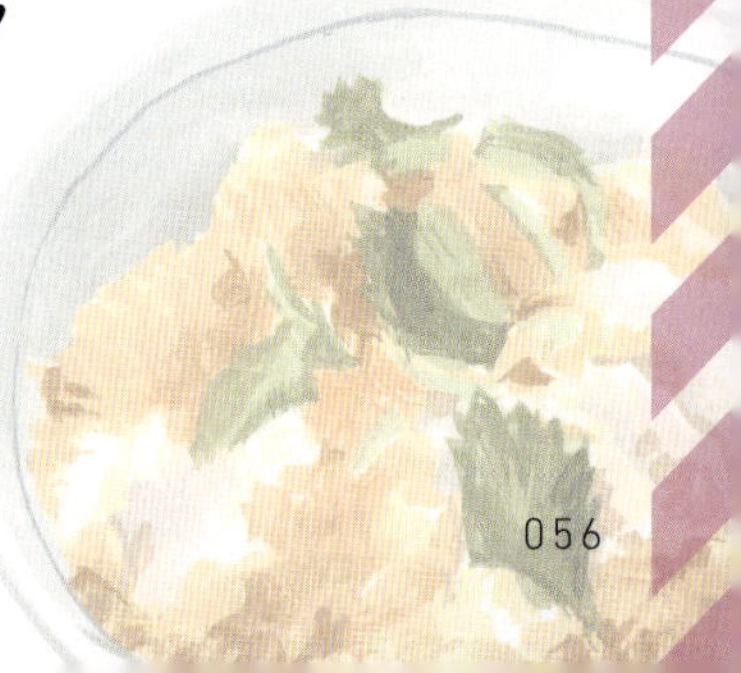

リーが加算されるため、女性はごはんを少なめにしてカロリーを少しでも減らしたほうがいいかもしれません。

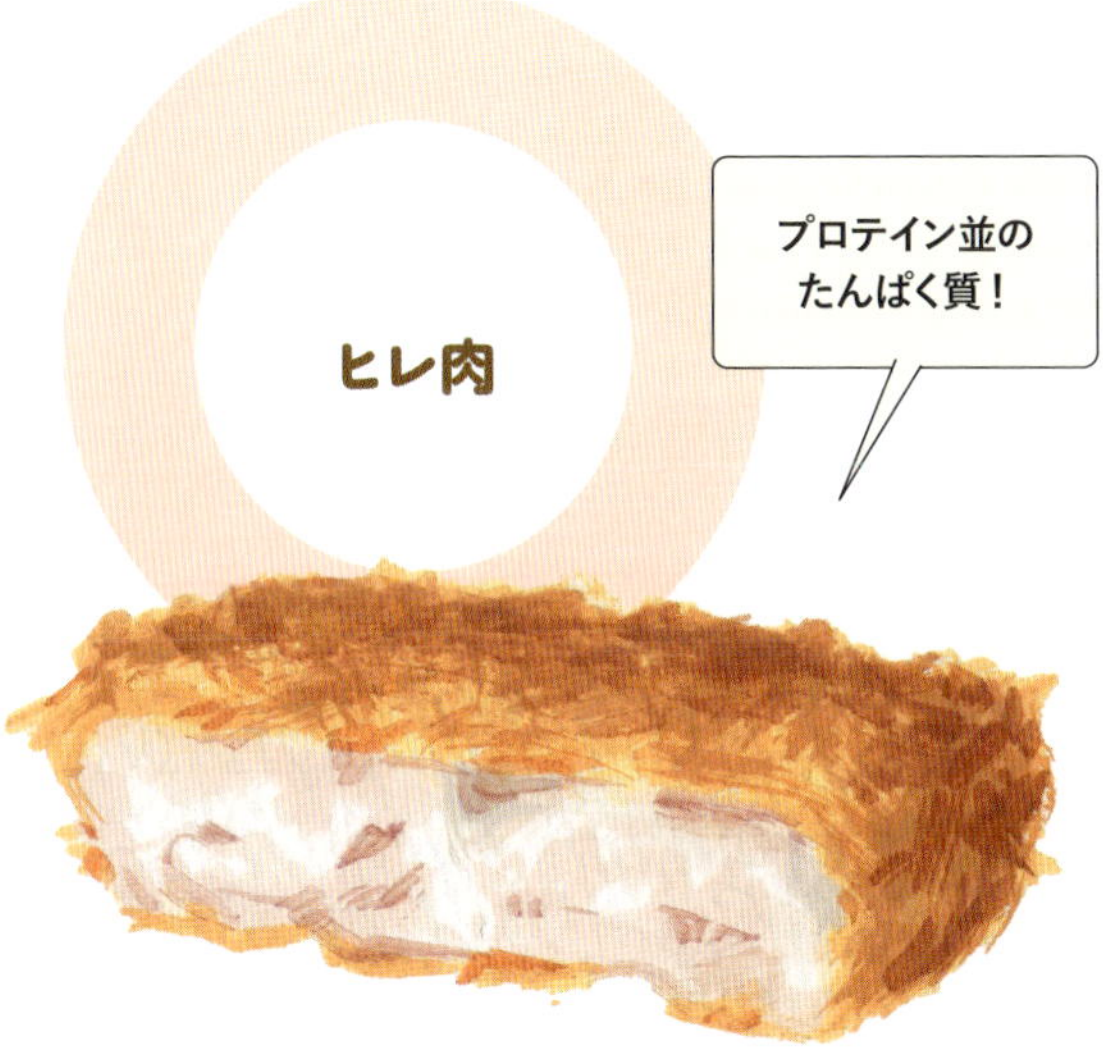

かつやで選ぶべきは〝ヒレ肉〟一択

かつやにはヒレカツ、ロースカツ、メンチカツの三種のカツがありますが、**ダイエットに向いているのは絶対的に「ヒレ」**。ヒレ肉のみであれば、プロテイン並みにたんぱく質が入っているのでダイエットに効果的と言えます。ただ揚げものなので性能が大幅ダウン。しかし、脂質の多いロースのフライに比べたら断然優秀です。

もっとも選んじゃいけないのは「メンチカツ」。メンチカツやコロッケはたんぱく質が少ないうえ、めっちゃ油を吸うんです。そのため、かなり高カロリーの可能性大。ロースカツのほうが高カロリーかもしれませんが、どちらかと言えばメンチカツを避けるべき。それくらいたんぱく質が少なく、栄養バランスが悪いと思ってください。

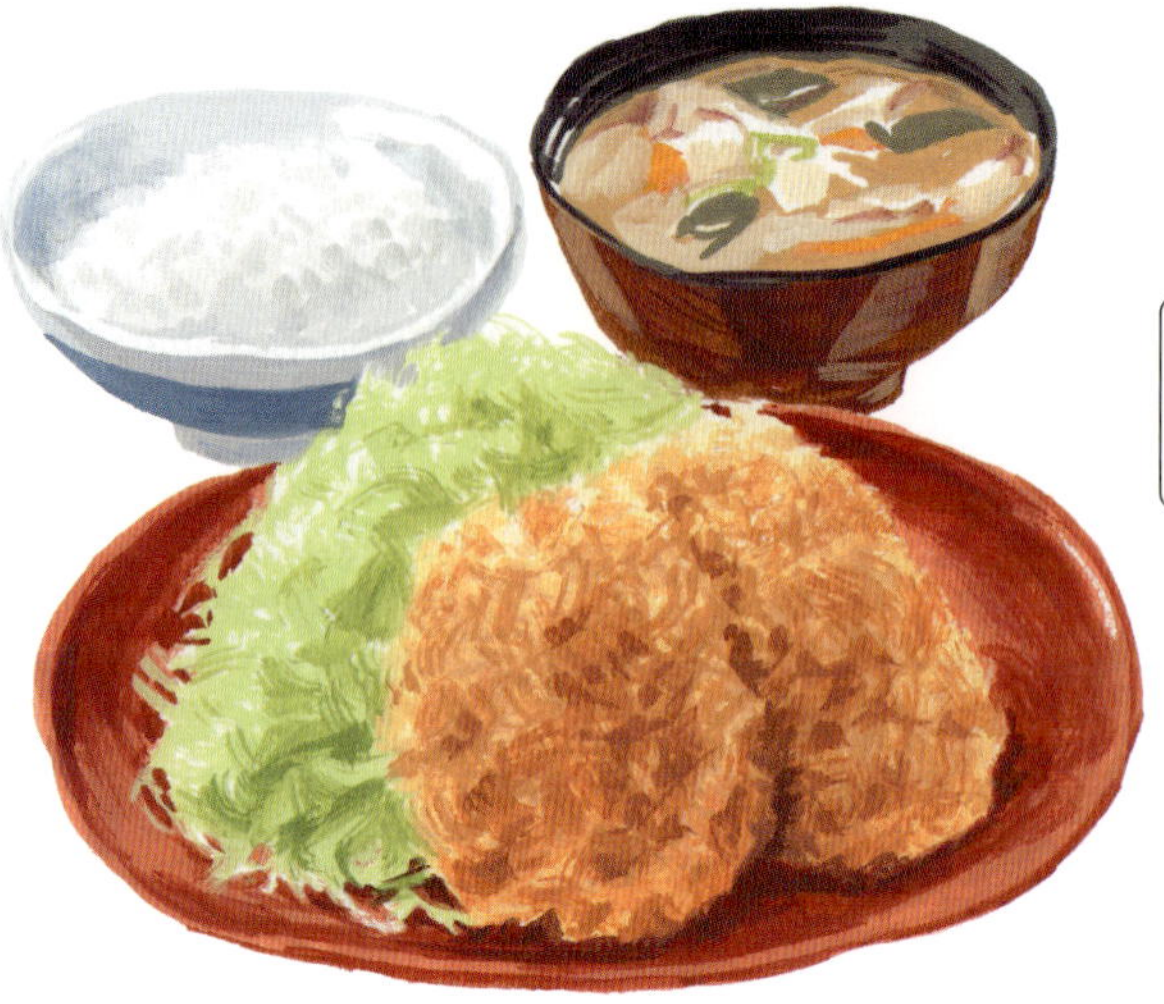

とん汁定食
（ヒレカツ）

ヒレカツの定食はこう食べる

「ヒレカツ定食」はソースをかける量を自分で調節できるため、塩分摂り過ぎを防げるのが良い点です。ただ、ヒレカツが3枚もつくので、女性にはたんぱく質が多め。一食あたりのたんぱく質量は女性20g以上、男性30g前後が目安。そのため**女性の場合、ヒレカツ2枚が付いた「とん汁定食」がおすすめ**です。かつやは定食にとん汁（根菜入りで食物繊維も摂れます！）が付くのがポイント高いですよね。

「おろしヒレカツ定食」は「大根おろしがのっているので体に良さそう」と思うかもしれませんが、ぶっちゃけ関係ありません。大根おろしに含まれる酵素が脂質や糖質を分解してくれるとよく言われていますが、あくまで研究レベルの話。ちょっと食べたくらいで健康になるなんてあり得ないので気にしなくてよし！　それより、大根おろしにポン酢をかけてムダに塩分を摂取してしまうことのほうが問題です。また「ヒレカツカレー」は、かつ丼にカレーがのっているようなもの。ダイエットとは相容れないメニューなのでやめておきましょう！

海老は低脂質だけど"フライ"は要注意 カツ丼は＋サラダで抗おう

"今日はやんちゃしたい！"ときは「海老ヒレカツ定食」までならギリセーフ。**海老は脂質がほぼ0の高たんぱく・低脂質で、ヒレ肉と同様、非常に栄養バランスの優れた食材です。** ただ、海老フライは性能ダウン。衣が分厚い海老フライは、思ったほどたんぱく質が摂れていないケースも。食べたかったら付け合わせの1〜2本まで。高カロリーの割にたんぱく質が稼げてないことも多いので要注意です。

カツ丼もちろん、「ヒレカツ丼」一択。PFCバランス的には、「ヒレカツ定食」とさほど変わらないと思いますが、丼ものだと食物繊維が摂れないので「サラダ」を足しましょう！ かつやのサラダには海藻が入っているのでおすすめ。海藻は少量でも水溶性食物繊維がしっかり摂れるんです。ダイエットに不向きなメニューでも、サラダを足すことで少しでも抗える可能性が出てきます。

海老フライは揚げ物なので海老の性能がダウン

カツ丼（梅）にサラダを足して**食物繊維を補おう**

PART.3　どんぶりチェーンでもやせられる！ 最強 vs NG メニュー

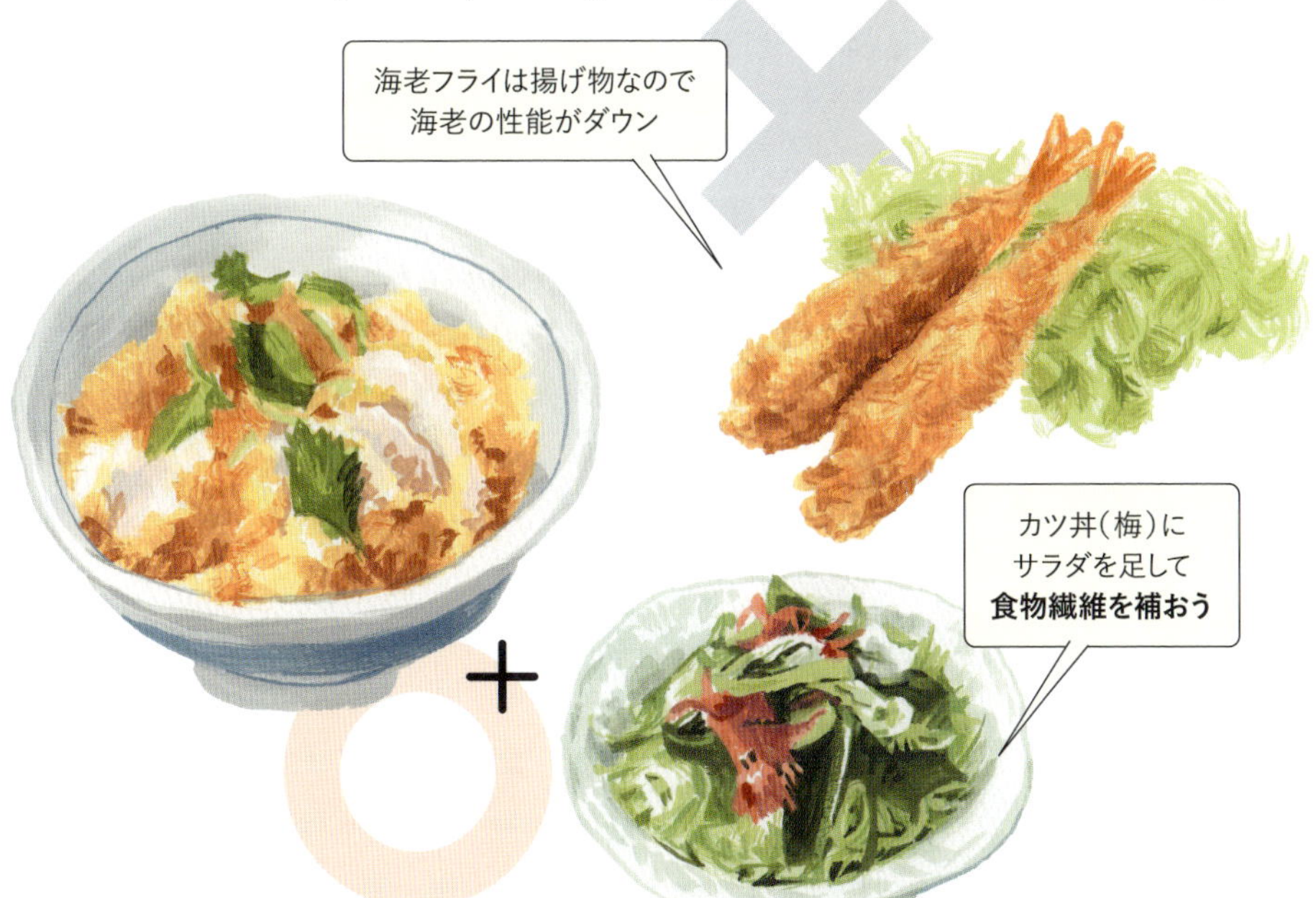

column

＼かつやで食べたら／
カロリー消費のチャンス！

本来、ダイエット中で体重を減らしたかったら、一食あたり女性なら500kcal、男性なら700kcal前後が理想。多くても700～800kcalには抑えたいところですが、恐らく、かつやではその範囲に納めることは難しいでしょう。

そこで参考になるのが、ダイエット中にも関わらず、たくさん食べてもいい「チートデイ」という考え方。本来はダイエットでカロリー制限を続けていると、体が少ないカロリーで動けるように省エネモードに入り、やせにくくなってしまうのですが、その停滞期を打破するためのもの。あえてたくさんカロリーを摂ることで、脳に「カロリーが十分ある」と勘違いさせ、カロリーをムダ使いさせるのです。このムダ使いのときに運動量が多いと、さらにムダ使いしてくれると言われています。

例えば、1時間ウォーキングするにも、おなかが空いてるとあまり歩けませんよね。でも、ちゃんと食べているとパワーが出てガンガン歩けるし、体温も高い状態を保てるため、普段以上に消費カロリーが増えます。つまり、**たくさん食べたときは、いつも以上にカロリー消費を期待できるチャンス！**

もちろん、摂ったカロリーは余れば脂肪として蓄えられるため、カロリーの摂り過ぎは決しておすすめできません。でも、カロリーを摂り過ぎたなと思ったら、食べた日とその翌日は運動をめちゃくちゃ頑張ると予想以上に早く相殺できることも。「揚げ物1個につき一駅歩く」など、自分なりのルールを決めておくのも有効ですよ。

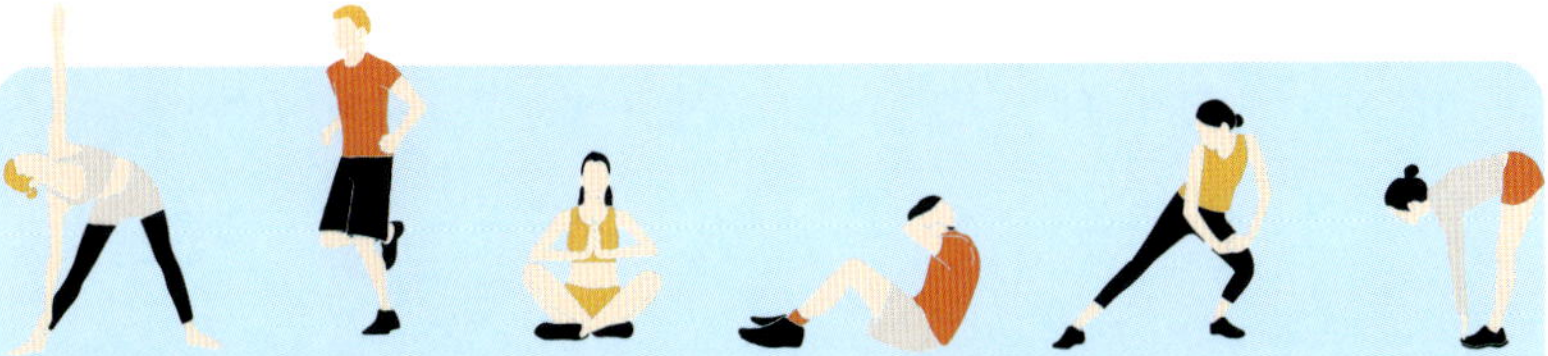

石本先生のここがPoint！

若返りやせは1日にしてならず！

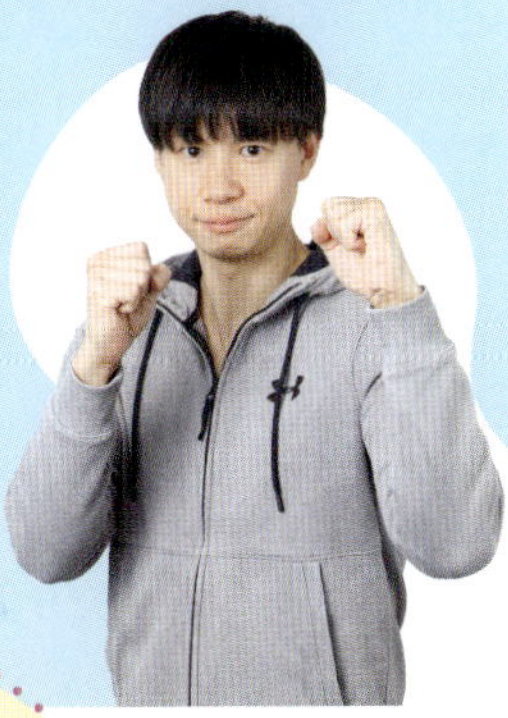

かつやに行くけどヒレカツを選ぼうとか、かつやで食べたら運動しようなど、ダメージを最小限に抑える食習慣を身につけることがなにより大事です。外食でも0点を取らない。そういった日々の積み重ねが、5年後10年後の若々しい自分を作ってくれますよ！

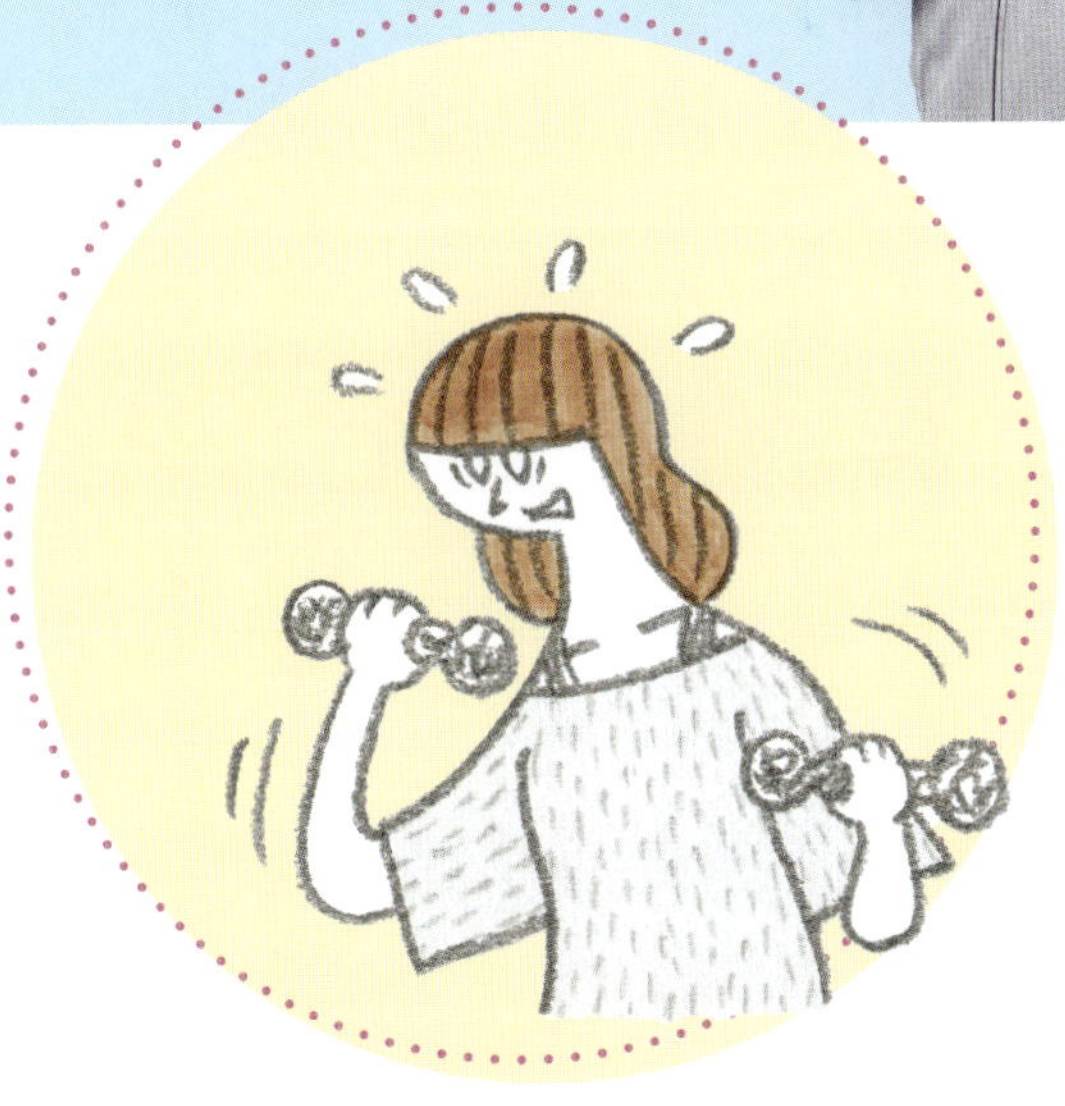

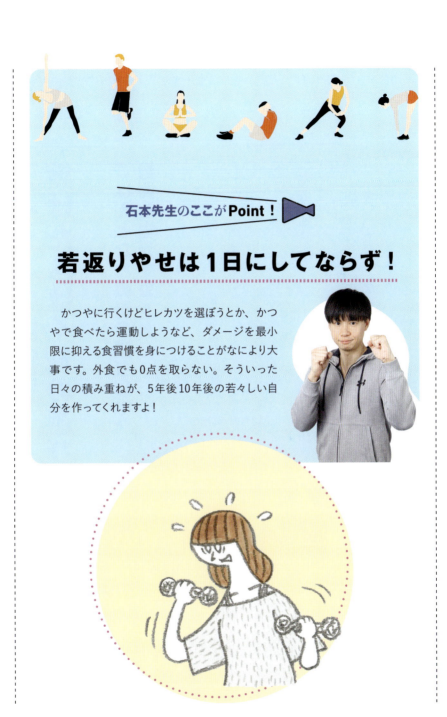

天丼てんや 編

天ぷらなのに優秀！鍵はたんぱく質の選び方

ごはんとたれの量を減らして、糖質と塩分をカット

天ぷらに丼ごはん。脂質と糖質の組み合わせである天丼は、見るからに太りそうですよね。ダイエット中だからと我慢している人も多いのではないでしょうか？

確かに、「天丼はダイエットやボディメイクに超おすすめ！」とは言えないけれど、メニューの選び方によってはそんなに悪くはありません。もちろん店によっては、えげつないカロリーの天丼を出しているところもあるかもしれませんが、天丼てんやは意外と優秀

	カロリー（kcal）	P（たんぱく質）	F（脂質）	C（炭水化物）*
天丼	666	17.9g	19.8g	108.3g
野菜天丼	746	10.4g	27.7g	118.9g

成分比較表　※いずれもみそ汁付き
*糖質+食物繊維

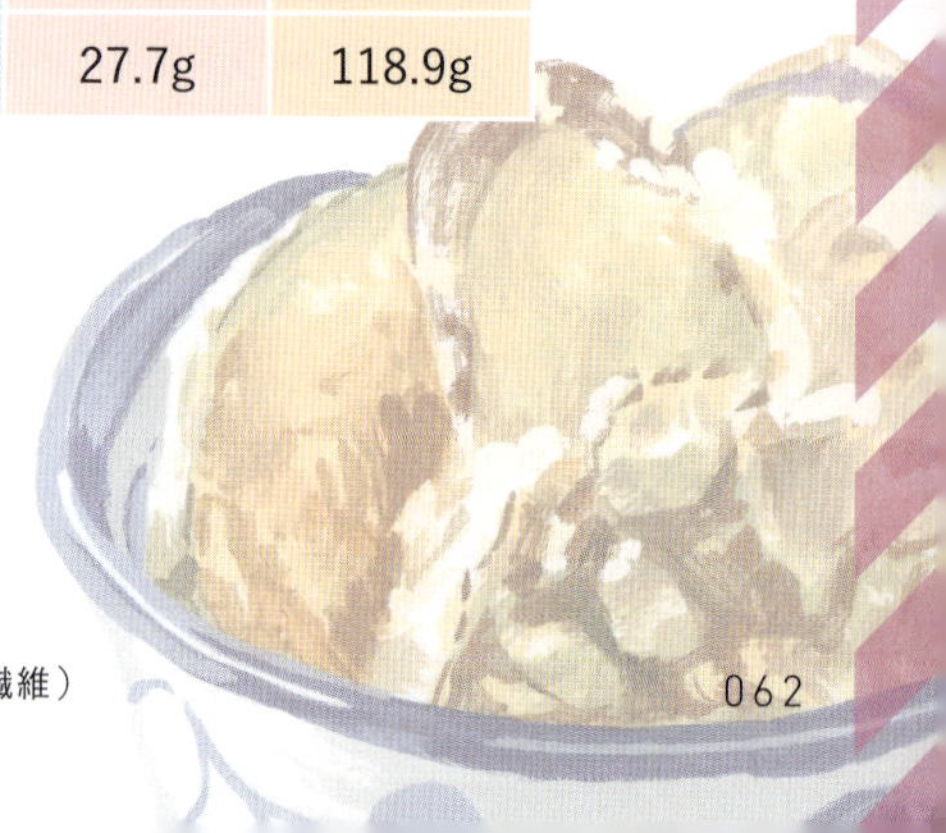

Pたんぱく質　F脂質　C炭水化物（糖質＋食物繊維）

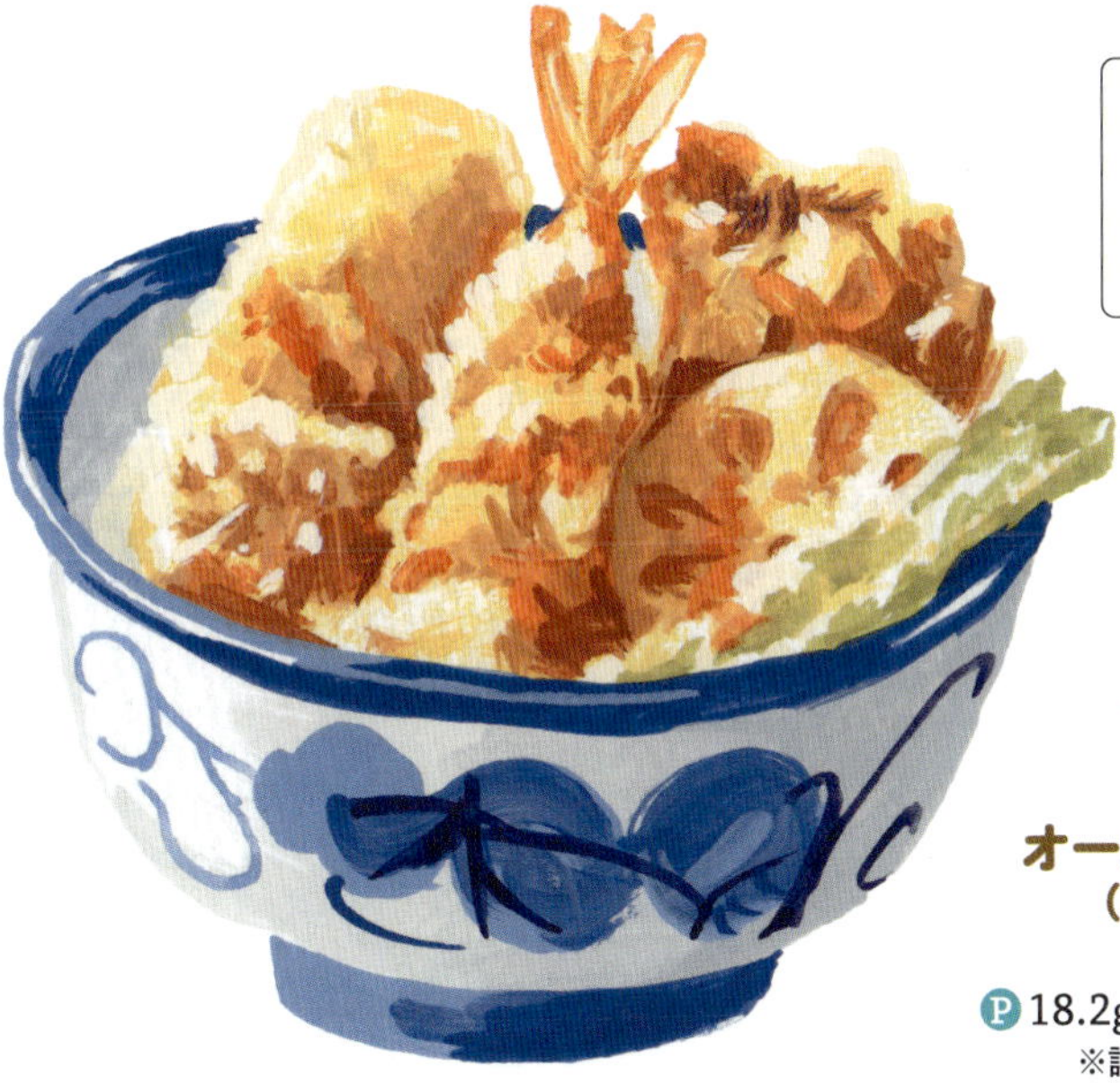

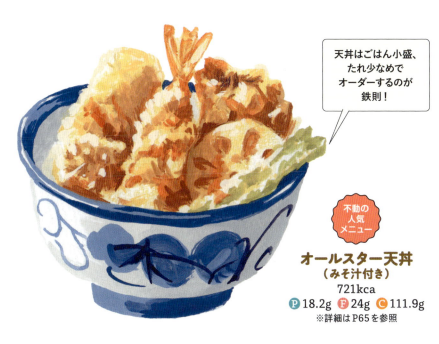

天丼はごはん小盛、
たれ少なめで
オーダーするのが
鉄則！

不動の
人気
メニュー

オールスター天丼
（みそ汁付き）

721kca

P 18.2g　F 24g　C 111.9g

※詳細はP65を参照

なんです。

　丼ものなので、どうしても糖質の比率が高めになりますが、天丼てんやはごはんの量を選べるのが良いところ。小盛にするだけでもカロリーをカットできるし、おまけに50円も引いてくれるので財布にも優しい！　また、天丼のたれは塩分が多めですが、これも量を調節できます。**ダイエットやボディメイクには、「ごはん小盛」と「たれ少なめ」でオーダーするのが鉄則！**手軽に糖質と塩分をカットできます。

　揚げ物で最も懸念されるのは脂質ですが、そこまで高くありません。おそらく油のキレが良いからだと思われますが、から揚げに比べ、天ぷらは脂質が低めなことが多いんですね。

　揚げ物にしてはそんなに悪くない、天丼てんやの天ぷら。ではその中でも一番避けるべき天ぷらは？　次ページから解説していきましょう。

野菜天丼はヘルシーなのか？

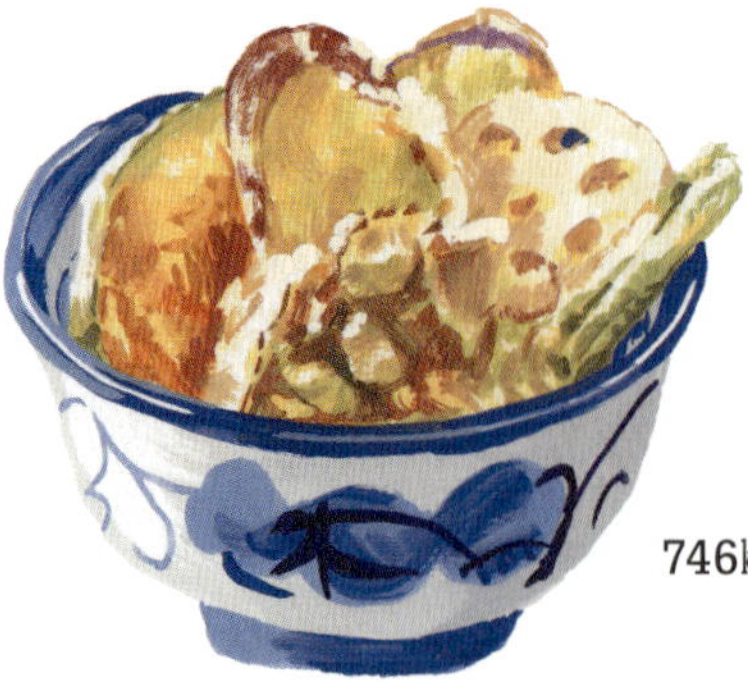

野菜天丼（みそ汁付き）
746kcal P 10.4g F 27.7g C 118.3g

天ぷらの中で最も避けるべきは、野菜系の天ぷら。なぜなら脂質と糖質ばかり高く、たんぱく質が摂れないから。例えば、野菜天丼は普通の天丼に比べ、たんぱく質が少なく脂質もカロリーも高め。確かに野菜は、ビタミンやミネラル、食物繊維などの栄養素が豊富で、ダイエットやアンチエイジングに役立つ食材。ただ、天ぷらは、野菜の量がそもそも少なく、揚げることで栄養素も流れやすくなっています。

野菜の天ぷらで一番ダメなのが「なす」。なすはめちゃくちゃ油を吸ううえ、ほとんど水分で栄養価が低いのです。ちなみに「かき揚げ」もほぼ油を食べているようなもの。天ぷらではなすとかき揚げは危険と心得ましょう！ **おすすめの野菜の天ぷらは「かぼちゃ」。抗酸化作用の高いβカロテンやビタミンC・E、食物繊維などを含み、アンチエイジング的に優秀な食材**です。どうしても野菜の天ぷらを食べたいときは、栄養価の高いかぼちゃを足すのがベストです。

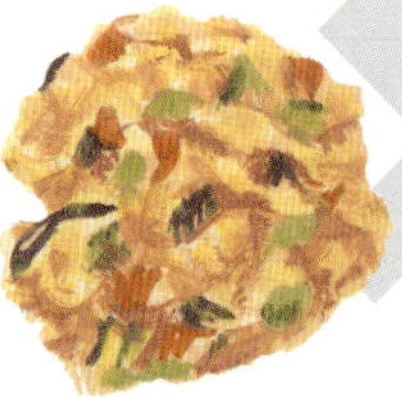

かき揚げ

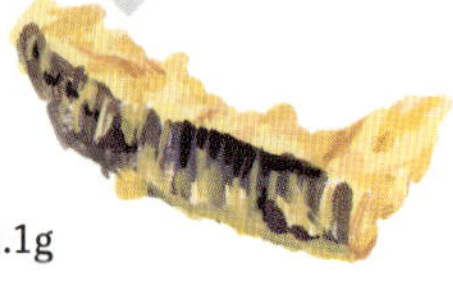

なす
59kcal P 0.4g F 5.1g C 3.1g

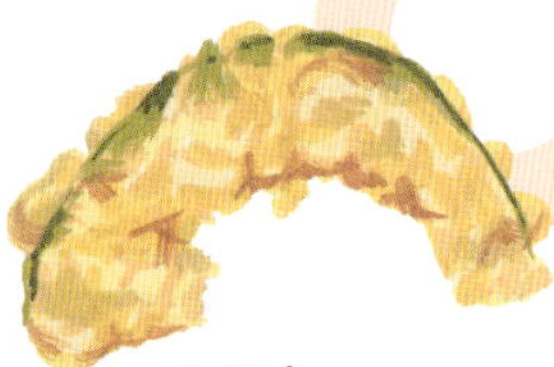

かぼちゃ
56kcal P 0.6g F 3.6g C 6g

半熟玉子
76kcal P 6.4g F 5.1g C 0.1g

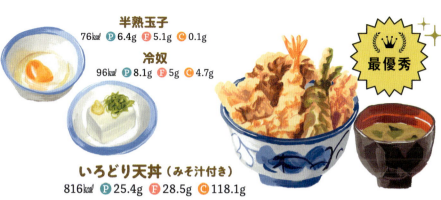

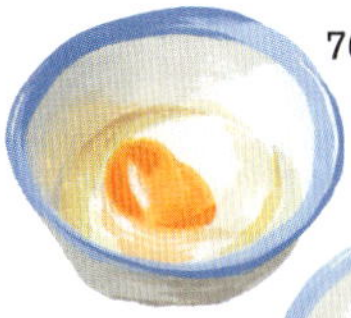

冷奴
96kcal P 8.1g F 5g C 4.7g

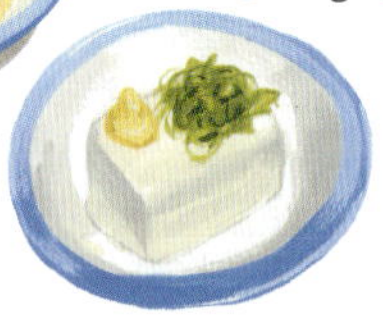

最優秀

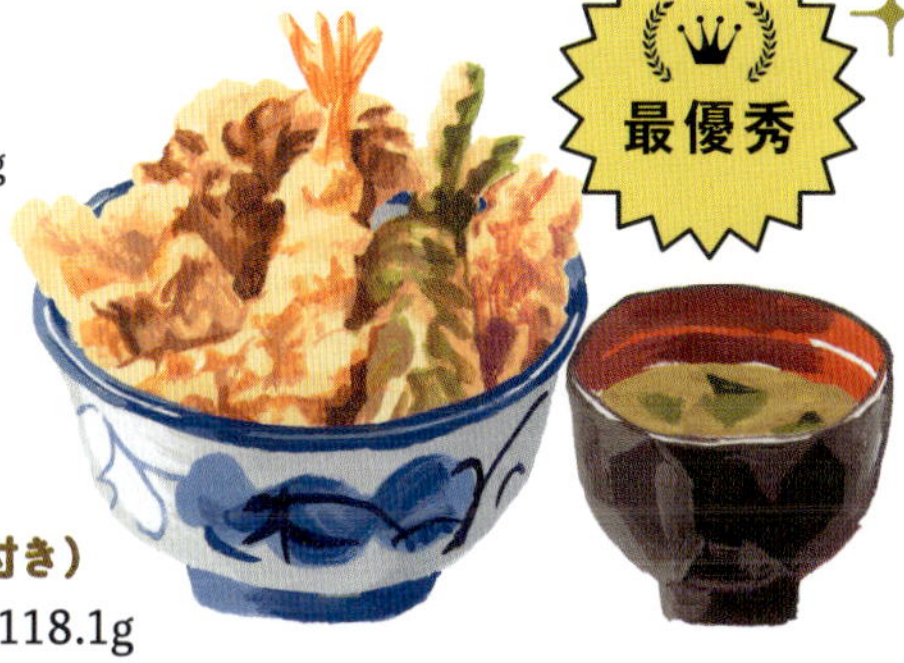

いろどり天丼（みそ汁付き）
816kcal P 25.4g F 28.5g C 118.1g

天丼てんやのベスト・オブ・天丼

基本的には、野菜系以外の天丼であれば好きなものを食べてＯＫですが、イチオシは「**いろどり天丼**」です。

海老や鶏肉のほか、〝かにかま〟も入っていて、ダイエットやボディメイクに欠かせないたんぱく質が約25g摂取できます。脂質は約29gで天丼としてはそんなに高くなく、たんぱく質と脂質のバランスがいい。ただ糖質が多めなので、ごはんは小盛にしたほうが無難。カロリーはみそ汁付きで８００kcalを超えるため、小盛にすれば７００kcal台に収まると思われます。

不動の人気を誇るのが、海老、いか、ほたて、まいたけ、れんこん、いんげんがのった「オールスター天丼」。野菜の天ぷらが多めですが、美肌や腸内環境を整える食物繊維が豊富なきのこ類が入っているのが良い点。ただ、たんぱく質が約18gと少ないので、たんぱく質を補う一品をプラスしましょう。

実は、天丼てんやはサイドメニューも優秀。たんぱく質のちょい足しに便利なのが半熟玉子と冷奴です。栄養バランスの優れた玉子はたんぱく質6g以上、冷奴はたんぱく質約8gを確保できます。**冷奴は女性ホルモンの働きを助ける大豆イソフラボンも摂れるため、特に女性におすすめ**です。

column

ダイエットやボディメイクには ごはんより「そば」が優秀！

天 丼てんやといえば天丼ですが、ダイエット的にはごはんよりも「そば」のほうが優秀です。

	カロリー（kcal）	P（たんぱく質）	F（脂質）	C（炭水化物）*
オールスター天丼（みそ汁付き）	721	18.2g	24g	111.9g
オールスター天ぷらそば（冷）	689	23.8g	25g	92.9g

成分比較表　＊糖質＋食物繊維

オールスター天丼に比べ、オールスター天ぷらそばはたんぱく質が多く、カロリーも抑えることができます。**そばは麺類の中でもたんぱく質が豊富で、ダイエットやボディメイク向きの食材**。ただ、天丼に小そばのセットだと糖質＆カロリー過多になるので、天ぷらそば単品にしましょう。

ビールのつまみに天ぷらはあり？

天 丼てんやには、天ぷらのお供としてビールを付けた「天ぷら＆生ビールセット」もあります。言うまでもなく、アルコールはダイエットの敵ですが、たまには飲みたいですよね。お酒のお共に天ぷらを味わうのはそんなに悪くありません。ただし天丼はダメ！ 天丼の糖質にビールの糖質が上乗せされ、さすがにヤバイです。天ぷらだけならたんぱく質もそこそこ摂れて、カロリーも高くない。野菜以外の好きな天ぷらをテイクアウトして、家飲みのおつまみとして楽しむのもいいですね。

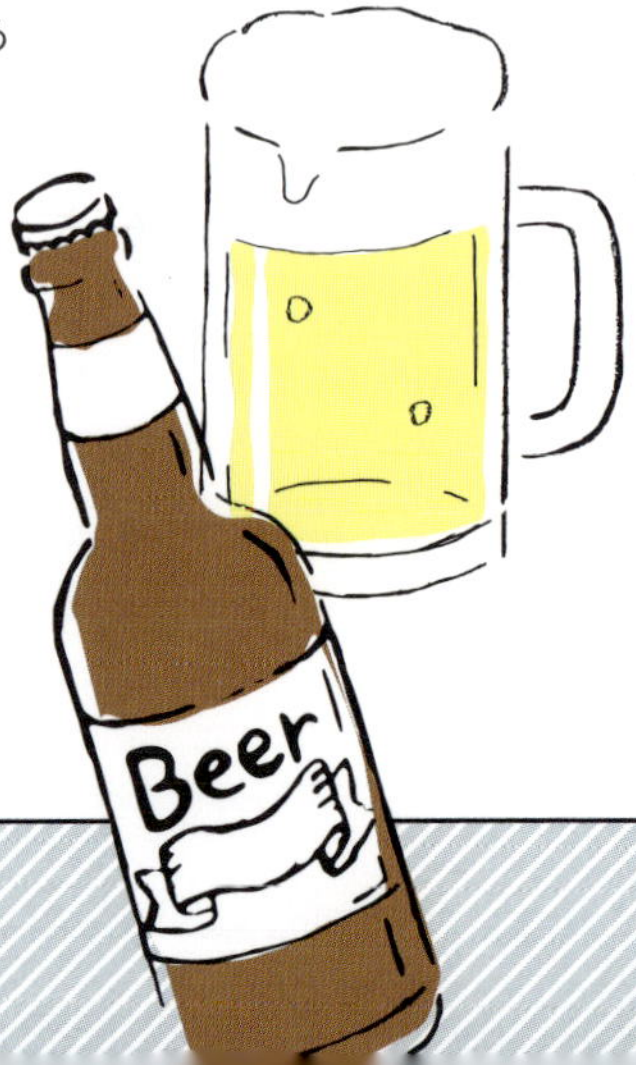

PART

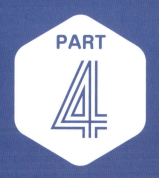

4

1ヶ月でマイナス3kgを実現！
コンビニめし徹底活用法

コンビニの強みは、**メニューやサイズ展開が豊富で、たんぱく質や糖質に特化した商品が揃っている**ので、組み合わせが自由にできること。食べたいメインメニューを一つ選び、足りない栄養素をパズルゲームのようにプラスしていくだけで、自然とPFCバランスの整った一食が完成します。1ヶ月で－3kgも夢じゃありませんよ！

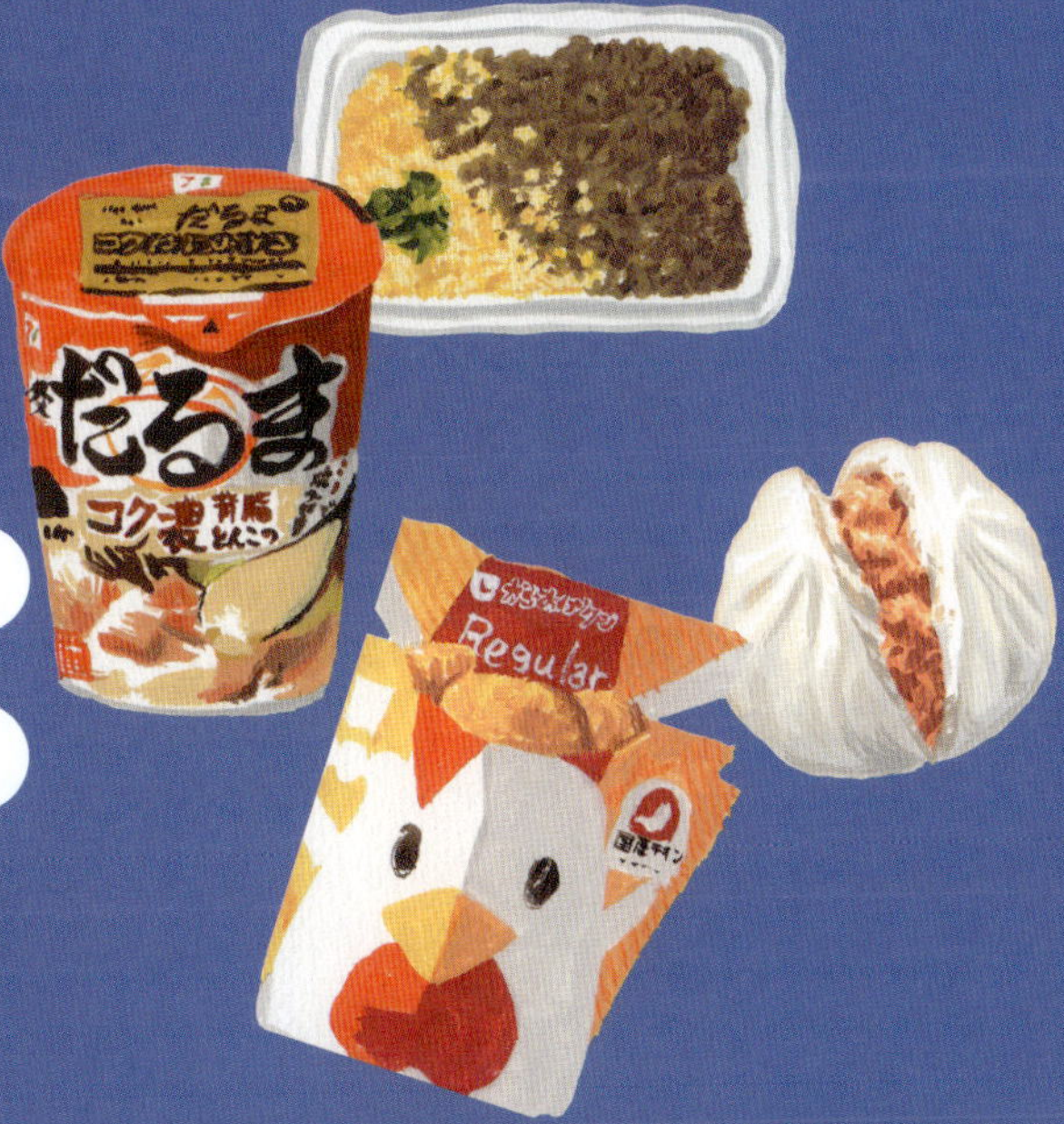

セブンイレブン

ローソン

セブンイレブン編

組み合わせ無限大！
ミニ弁当とサラダチキンの使い方がカギ

　セブンイレブンは、ボディメイクのプロの間でも特に信頼の厚い優秀メニューの宝庫。メインメニューとして特に**使い勝手がいいのは「ミニ弁当」シリーズで、たんぱく質が10〜15gほど摂れて、300kcal程度。**これに女性10g、男性20gのたんぱく質を足せば、一食に必要なたんぱく質量をクリアできます。ちなみに、普通サイズの弁当を選んで何かを足そうとするとカロリーオーバーになりがち。"組み合わせで栄養バランスを調整可能"というコンビニの強みが消えるので、そういう意味でもミニ弁当はめっちゃありがたい存在です。

　さて、ミニ弁当だけでは不足するたんぱく質を補うのに最も手っ取り早いのは、やっぱり王道の「サラダチキン」。**高たんぱく・低脂質なサラダチキンは通称"食べるプロテイン"。余計なカロリーを上げず、たんぱく質だけを補強できる超優秀アイテム**です。

　最近ではスティックタイプやほぐしタイプなど、大きさも形状も様々な商品が出ており、必要に応じて量を選べるのが便利。フレーバーも、プレーン以外にハーブやスモークなど多彩で、以前より味わいもアップしています。

Ｐ たんぱく質　Ｆ 脂質　Ｃ 炭水化物（糖質＋食物繊維）

理想の組み合わせの一例

ミニ弁当＋サラダチキン

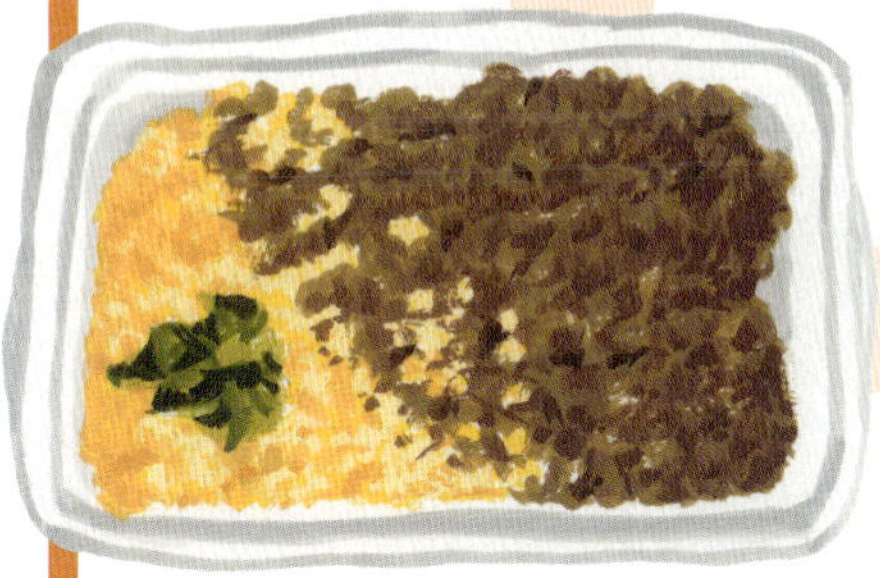

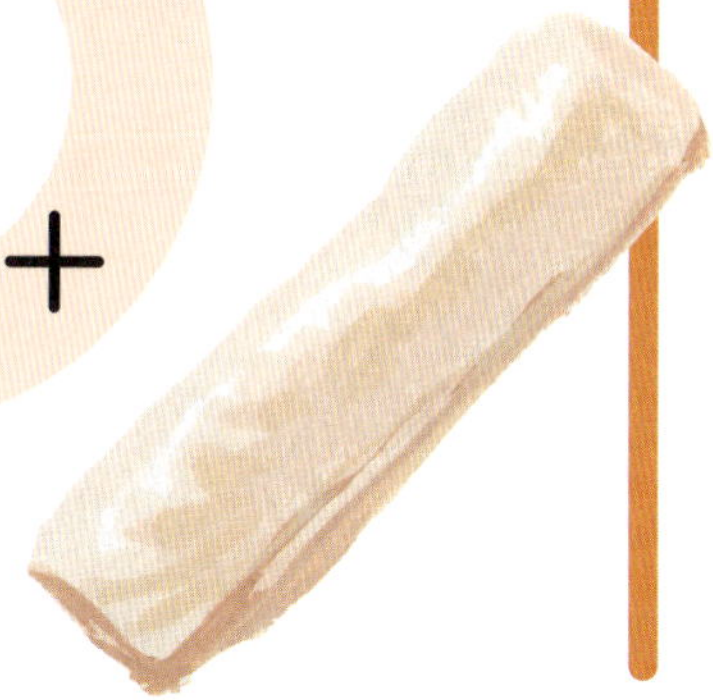

ミニ弁当
約300kcal
P 10～15g　F 8～10g　C 50～60g

糖質0gのサラダチキンバー
60kcal　P 12.2g　F 1.2g　C 0g

ミニ弁当の選び方ですが、

①鯖や鮭などで良質な脂質とたんぱく質を摂る魚系
②鶏肉でたんぱく質をしっかり摂る鶏系

の２パターンから選ぶのが正解です。

①は、ごはんの上に炙り焼きの銀鮭、鯖の切り身やほぐし身がのったミニ弁当、②は鶏そぼろや鶏肉の照り焼きなどがのったミニ弁当です。

ただし、お弁当で使われている魚は缶詰のように酸化を防ぐことができず、少し価値が低めなので、鶏肉のほうが無難。もちろん、夜に鶏肉を食べる予定があったり、日常生活で青魚やナッツなどを食べてない人は魚系優先でもＯＫです。

もしカロリーに余裕があるなら、冷蔵コーナーに並んでいるきんぴらごぼうや煮びたしなど１００kcal前後の**「ミニ惣菜」**をプラスすれば、カロリーも栄養も補えますよ。もちろん、たまには息抜きにアイスやゼリーなど、ちょっとしたデザートを楽しむのもアリです。

セブンならカレーもラーメンもOK!?

基本的に、カレーやラーメンはダイエットには向きません。ただし、セブンイレブンのレトルトカレーは意外と悪くない。なんと、**「7プレミアム ビーフカレー甘口」はたったの105kcalほど。「1日に必要な野菜の1／2が摂れる ごろっと野菜カレー」も約135kcal**。

ごはんは100g当たり156kcalなので、200gのごはんを足しても500kcal以内に収まる計算です。ただ、たんぱく質は「ビーフカレー甘口」だとたったの約3g。そういう時は頼れる味方「サラダチキン」を足しましょう。いずれにしても、**「レトルトカレーも選べば意外と低カロリー」ってことを知っとくだけで、ダイエット中の食事レパートリーが増える**はず。ただし、キーマカレーやバターチキンカレーは総じて脂質が多く、高カロリーになりがちなので避けたほうが無難です。

ところで、セブンイレブンならカップラーメンもいけちゃいます！ 僕がいつもお気に入りでよく食べているのが「7プレミアム 銘店紀行博多だるま とんこつ」というカップ麺。パッケージには「コク濃背脂とんこつ」と、いかにも太りそうなコピーが書いてありますが、脂質量は約10gと意外と高くない。ちなみに日清食品の「カップヌードル」は脂質約13・5g、カレー味に至っては約20・5gもあります。

7プレミアム
ビーフカレー甘口
104kcal P 3.2g F 3.2g C 16.4g

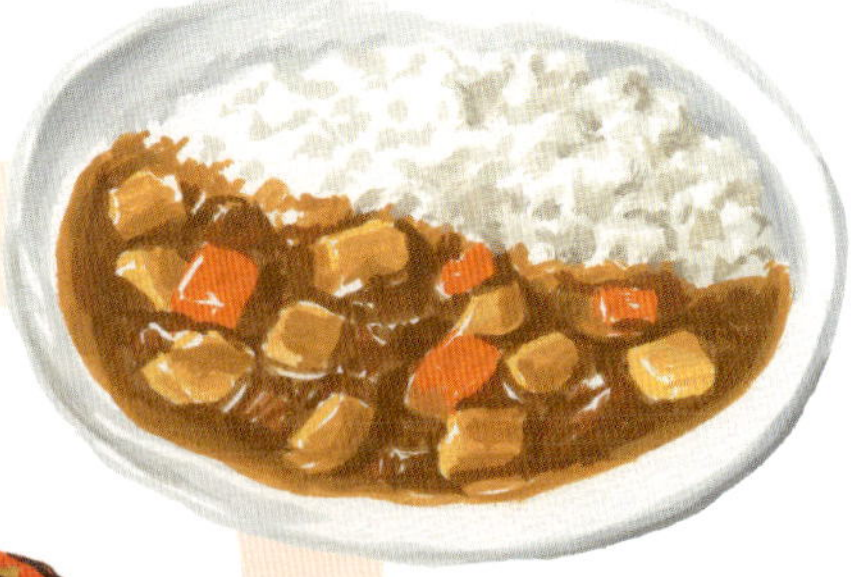

7プレミアム
ゼロサイダー
トリプルビタミン
0kcal P 0g F 0g C 1.1g

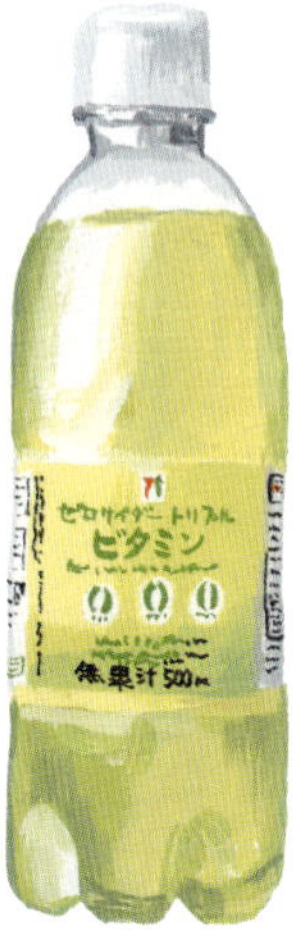

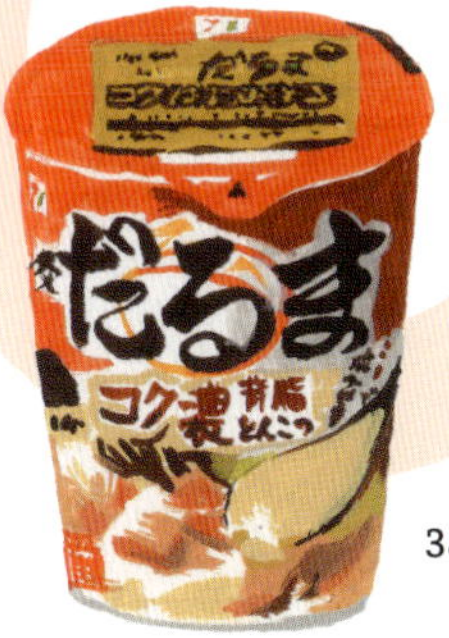

7プレミアム
銘店紀行博多だるま
とんこつ
385kcal P 11.5g F 10.2g C 63.7g

なぜこんなに差があるのかというと、原材料名の部分を見るとその理由がわかります。カップヌードルが「油揚げめん」なのに対し、「7プレミアム 銘店紀行博多だるま とんこつ」はシンプルに「めん」と書いてある。つまり、前者は油で揚げてあるから脂質が高く、後者は油で揚げていない「ノンフライ麺」のため、脂質量が低いわけです。

ノンフライ麺の場合、脂質は麺ではなくスープに入っています。つまり同じ**カップ麺でも、ノンフライ麺を選んでスープを残せば、さらに脂質が削れて意外と悪くない**のです。逆に、カップ焼きそばはヤバいです。脂質も塩分も額面通り、余すところなく摂取することになるので、若返りやせを目指す場合は絶対に避けましょう。

もし、のどが渇いて味のあるものが飲みたくなったら、セブンイレブンの「ゼロサイダー」シリーズが超おすすめ！ダイエットにおいて、飲み物で余計なカロリーを摂らないのは鉄則ですが、これはカロリーゼロで、食物繊維、乳酸菌、ビタミンCなどの栄養だけをプラスできる超優秀な機能性ドリンクです。

ローソン編

ローソンで買える、おいしいダイエット向き食品図鑑

セブンイレブンに負けず劣らず、ローソンにはおにぎり、パン、サラダチキンまで、「若返りやせ」にもってこいの優秀アイテムが揃っています。

ここでは、積極的に選ぶべきローソンの優秀商品を厳選してご紹介！

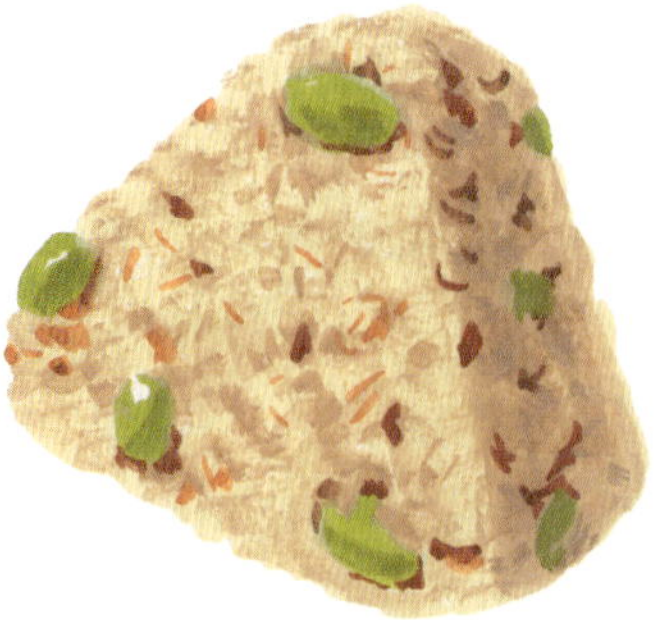

たっぷり食物繊維が摂れる 枝豆と塩昆布おにぎり（国産もち麦入り）

172kcal P 5.1g F 2.2g C 36.9g

ローソンでおにぎりならこれが断トツでおすすめ！ 水溶性食物繊維を豊富に含む“もち麦”が入っており、枝豆と海藻類からも食物繊維が摂れます。若返りやせとか関係なくおいしいですよ。

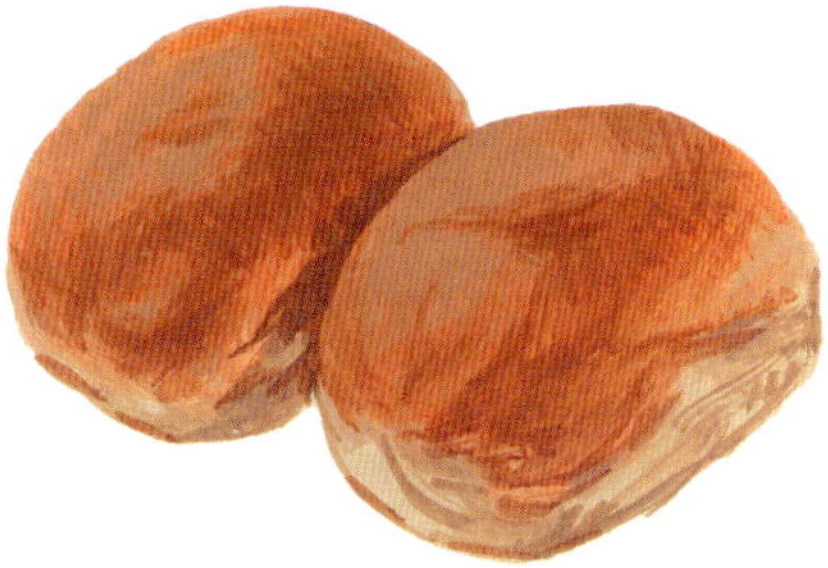

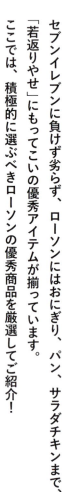

ブランパン 2個入 ～乳酸菌入～

66kcal P 6.1g F 2.6g C 7.1g（1個当たり）

ブランとは小麦粉にならなかった表皮部分のことで、米でいう糠のようなもの。普通のパンに比べ、食物繊維やビタミンミネラルなど栄養価が高く、低糖質なのも◎。ただし、「ブラン」ならすべておすすめというわけじゃありません。ブランの惣菜パンやブランの菓子パンなどは脂質が超高いこともあるので、必ず栄養成分を確認しましょう。

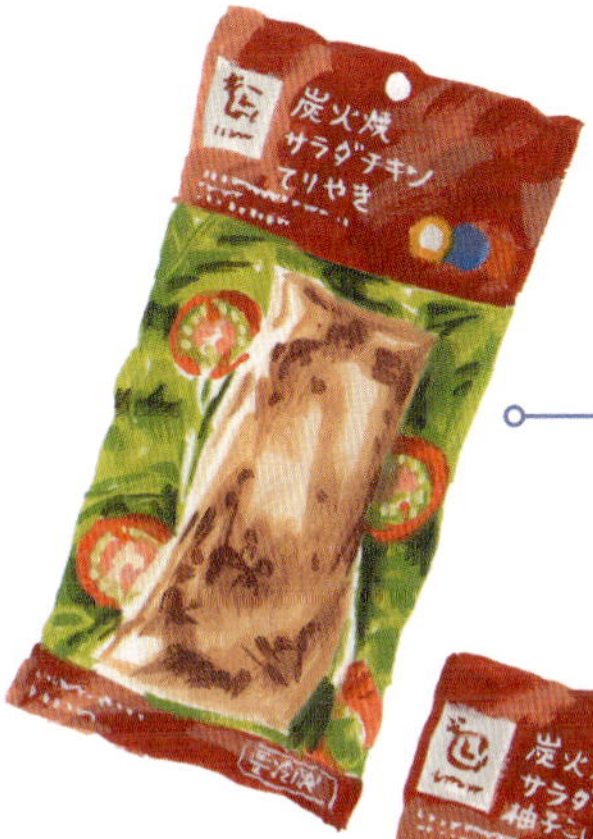

炭火焼きサラダチキン てりやき

121kcal P 14.8g F 5.7g C 2.7g

皮付きの鶏もも肉を使っているので、てりやきは脂質が5.7gとやや多め。脂質が多い分、めっちゃ旨いです（笑）。メインの一品を軽めにすれば、これくらいは食べてOK。

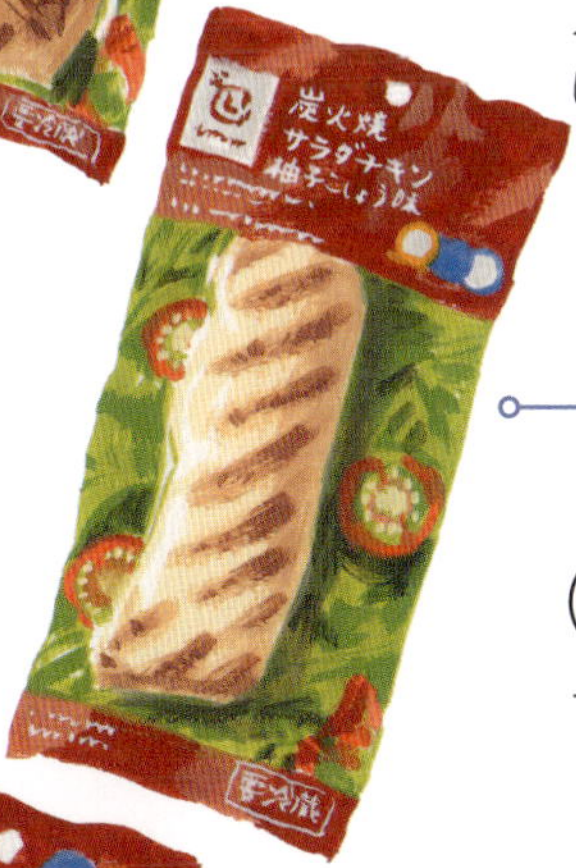

炭火焼きサラダチキン 柚子こしょう味

101kcal P 19.9g F 2.2g C 0.6g

柚子こしょう味は皮なしのむね肉を使用。てりやきより脂質が低いので、他のメニューの自由度が増します。

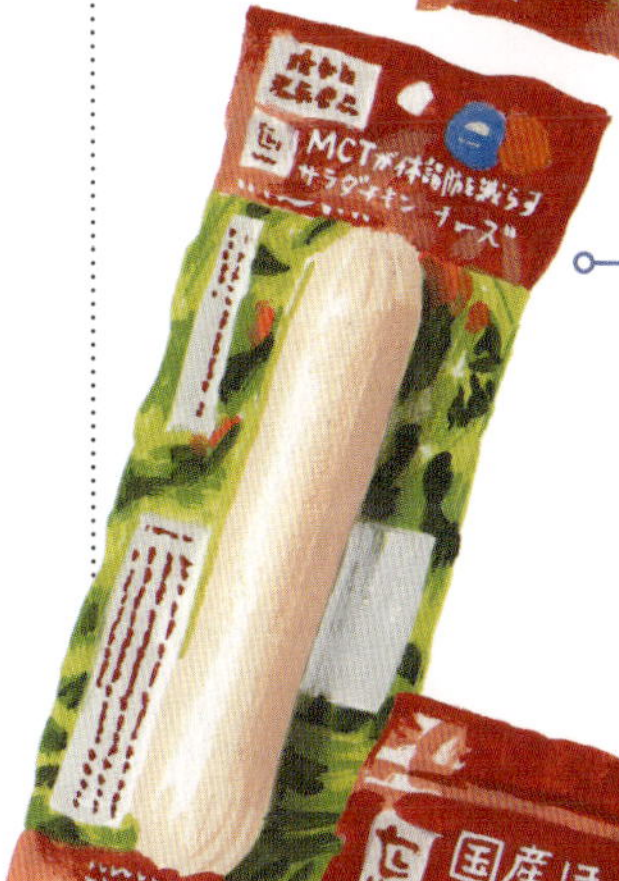

MCTが体脂肪を減らす※ サラダチキン チーズ

94kcal P 10.7g F 3.6～5.7g C 1.3～4.1g

「体脂肪を減らす」という機能性を謳った新しいスティック系サラダチキン。

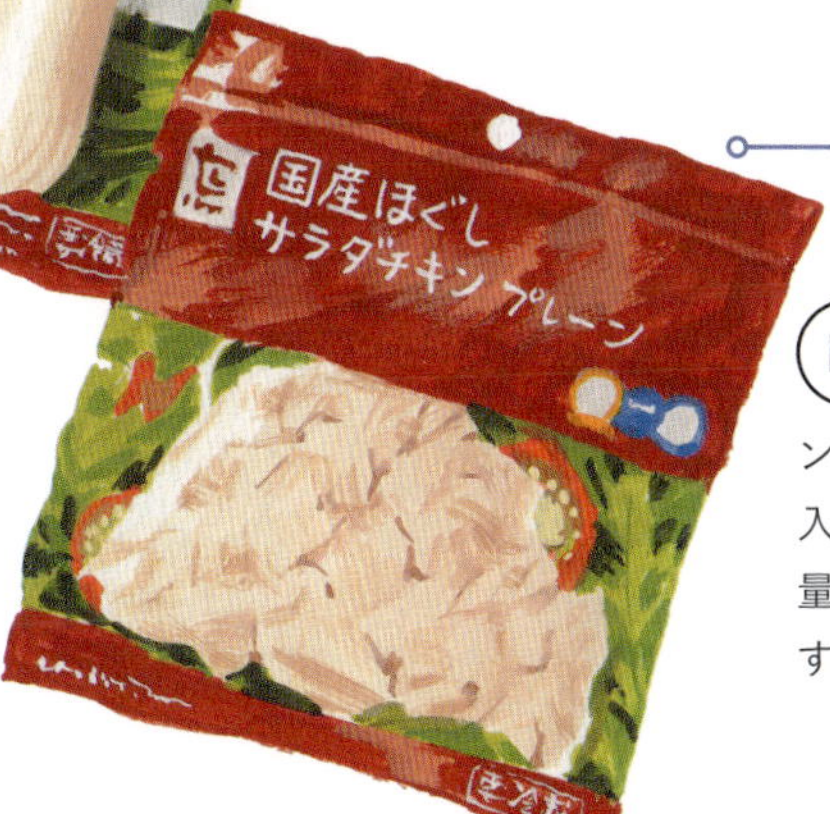

国産ほぐしサラダチキン プレーン

94kcal P 17.9g F 2g C 1g

ローソンは300kcal前後の「ちょい」シリーズの麺類も豊富なのでトッピングに便利。お好きなパスタやラーメンに入れれば、男性も女性も必要なたんぱく質量が十分確保できます。ただし、やんちゃすぎる麺類はNGですよ！

からあげクンに肉まんも。レジ横スナック攻略法

からあげクンの食べ方

コンビニに行くとつい手が伸びがちなレジ横のホットスナック。ローソンなら「からあげクン」が定番人気ですね。たんぱく質源としては悪くありませんが、脂質が高めで食物繊維もたった0.5gほど。なので組み合わせるメニューは脂質を極力削り、食物繊維の摂れる“もち麦おにぎり”にするなどの工夫が必要です。例えば、**からあげクン×もち麦おにぎり×おつまみを一品**（例：さきいか、ちくわ、カニカマなど）。ローソンのおつまみ系商品は高たんぱく・低脂質なものが多いので重宝しますよ。

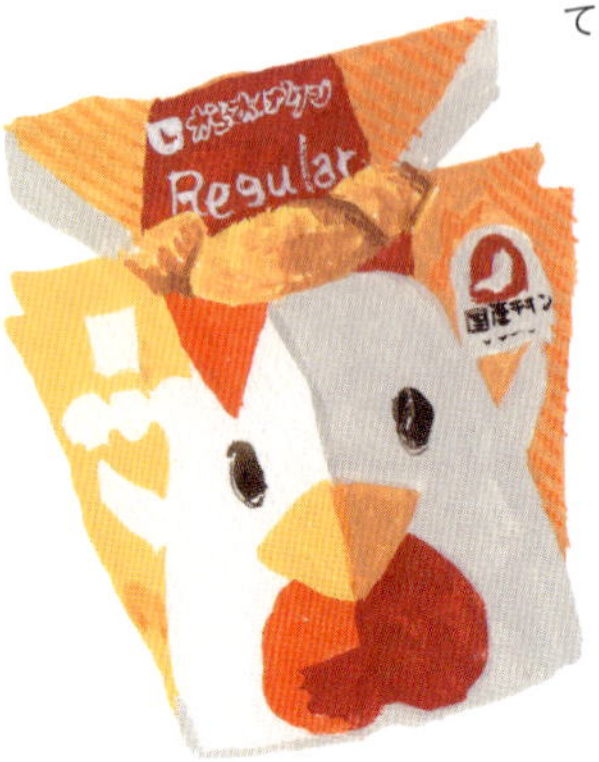

からあげクン レギュラー
226kcal P 14.4g F 15.4g C 7.8g

意外に低カロリーな肉まん・あんまん

寒い季節に食べたくなる「肉まん」や「あんまん」も食べてOK！ 良い意味で栄養的に中途半端でカロリーも200kcal前後しかないため、自由に組み合わせが可能。女性300kcal、男性500kcalまで余力があるので、いろいろ追加できます。サラダチキンや無調整豆乳、「ちょい」シリーズのパスタもOK。肉まんとあんまんを両方食べてもたんぱく質約13.5g、脂質約8.5gで410kcalほど。**女性ならサラダチキンスティックを足すだけでPFCバランスが整った食事に。**

肉まん
216kcal P 7.8g F 7g C 31.4g

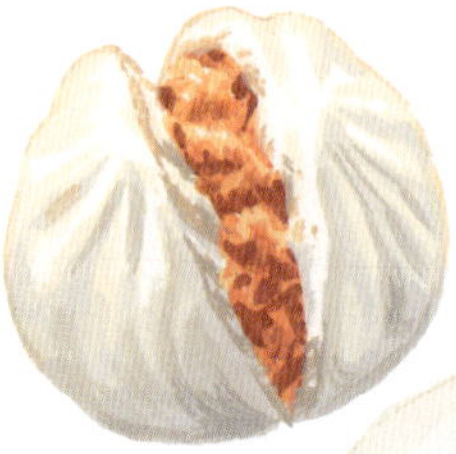

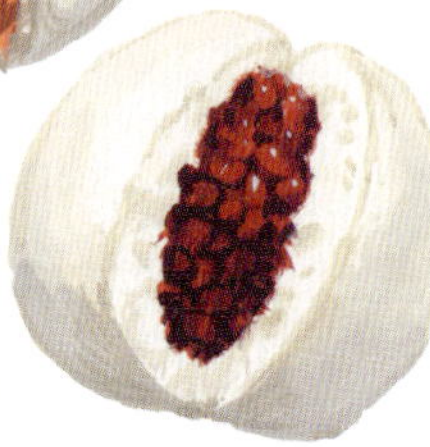

つぶあんまん
197kcal P 5.8g F 1.5g C 41.4g

column

ダイエット中の 正しい「コンビニおやつ」の選び方

石本が好きなコンビニおやつを大公開。200kcalを超えないことが重要です！

1 活動量が多い時は「糖質おやつ」

仕事で歩き回る人やトレーニング前などは、和菓子など“糖質特化型”のおやつを。僕のオススメはセブンイレブンの「草もち」（約140kcal）や「豆大福」（約150kcal）。どちらも栄養云々は置いておいて、純粋にめちゃくちゃおいしい（笑）。カロリー控えめながら高い満足感が得られて一石二鳥です。ちなみに、**マシュマロも運動前のおやつとして優秀**ですよ。

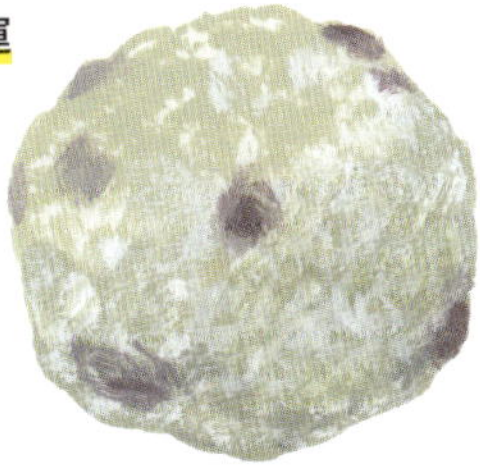

北海道十勝産小豆使用 豆大福
（セブンイレブン）
153kcal P 4g F 0.5g C 33.7g

2 10gの「たんぱく質おやつ」を！

3回の食事以外に、間食で10gほど摂って筋肉の分解を防ぎ、代謝を落ちにくくしましょう。**筋肉が落ちにくい＝体脂肪から優先的に落ちていく**ので、間食でのたんぱく質摂取はダイエットにも有利なのです。おすすめは無調整豆乳、高たんぱくヨーグルト、プロテインバーなど。プロテインバーはたんぱく質が多く摂れるので、200kcalを少し越えるくらいでも許容範囲でしょう！

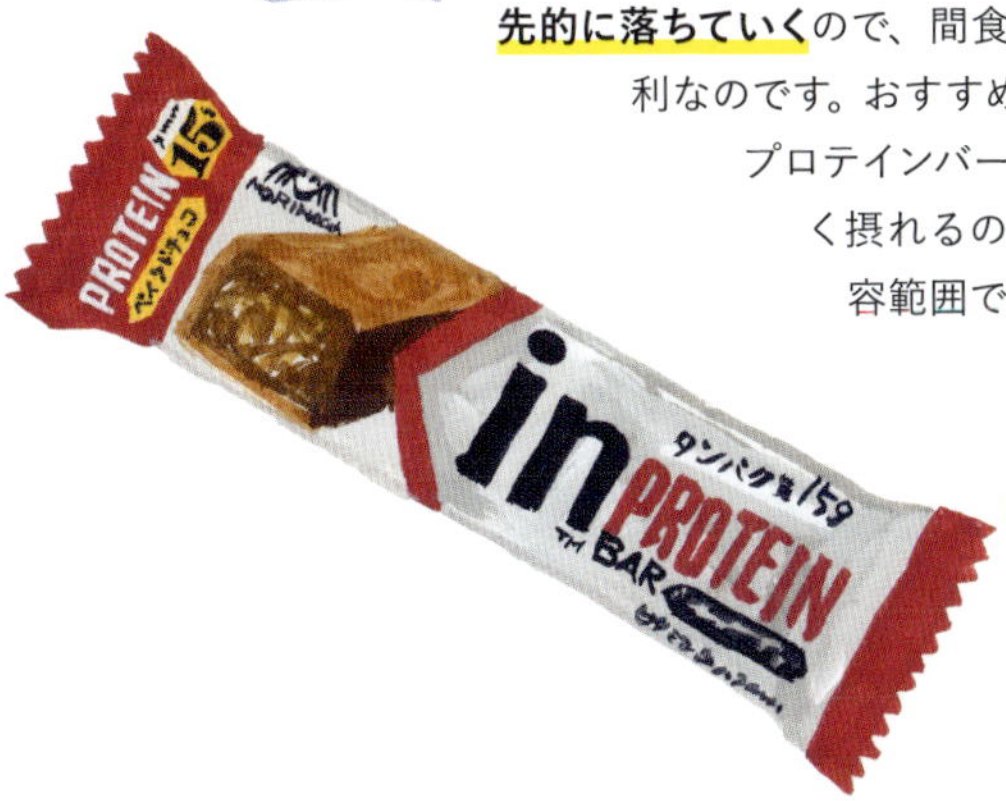

Inバープロテイン ベイクドチョコ
（森永製菓）
208kcal P 15.8g F 10.2g C 14.0g

column

3

「豆乳」は優秀おやつドリンク

濃い無調整豆乳
（セブンイレブン）
115kcal Ⓟ9.6g Ⓕ7g Ⓒ3.7g

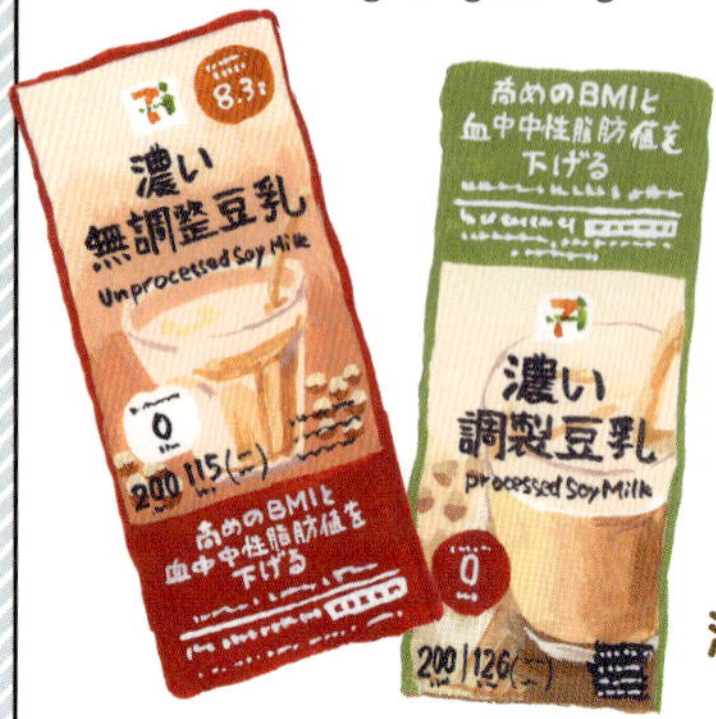

たんぱく質源としてはもちろん、イソフラボンも摂れる**豆乳は、ダイエットにも美容にも役立つ優秀おやつ**。PFCバランスが優れているのは無調整豆乳。調製豆乳はたんぱく質量が少なかったり、高カロリーだったりするので注意が必要です。無調整豆乳は味が苦手、という人にはセブンイレブンの「濃い調製豆乳」がおすすめ。同じ無調整豆乳と比べ、カロリーはやや上がりますが、たんぱく質量は上。高性能な調製豆乳です。

濃い調製豆乳（セブンイレブン）
131kcal Ⓟ10.5g Ⓕ7.2g Ⓒ6.2g

4

「飲むヨーグルト」は味付きも◎

のむヨーグルト
ブルーベリー
（ファミリーマート）
144kcal Ⓟ6.2g Ⓕ1.2g Ⓒ26.9g

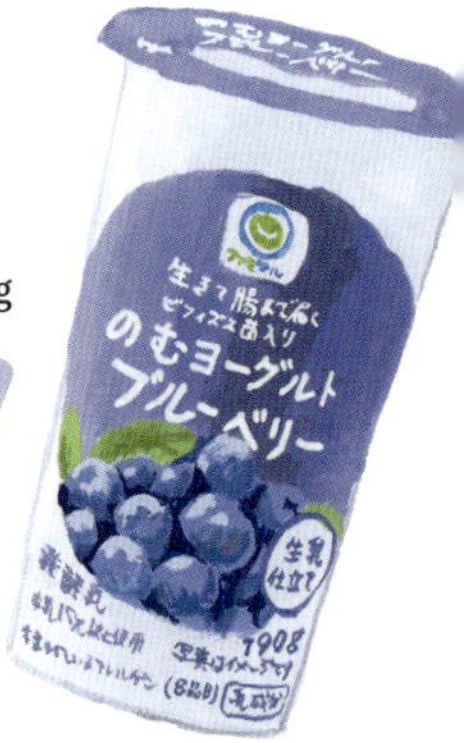

たんぱく質＋αとして乳酸菌が摂れるヨーグルトも優秀なおやつ。「オイコス」などたんぱく質強化型のヨーグルトはもちろん、ドリンク型もオススメ。**普通のヨーグルトより性能が劣るなんてことはありません。**ちなみに、ファミマの「のむヨーグルト」は味付きのほうがたんぱく質が多い。これは無脂肪乳を使っているから。栄養成分表示でチェックしましょう。

5

小腹満たしには「咀嚼《そしゃく》系おやつ」

実は、ダイエットにとって「咀嚼」はとても大事。噛む回数が多いほうが食事の満足度も上がりやすいため、ドカ食いなどを防止できるメリットも。「小腹がすいたから何かお腹に入れたい」という場合のイチオシは**ローソンの「オーツブランの堅焼きおっとっと」**。なんとこれ、1袋でたんぱく質が10gも摂れる優れモノ。商品名の通り、硬めの食感でパリポリと噛むたびに香ばしさが広がります。

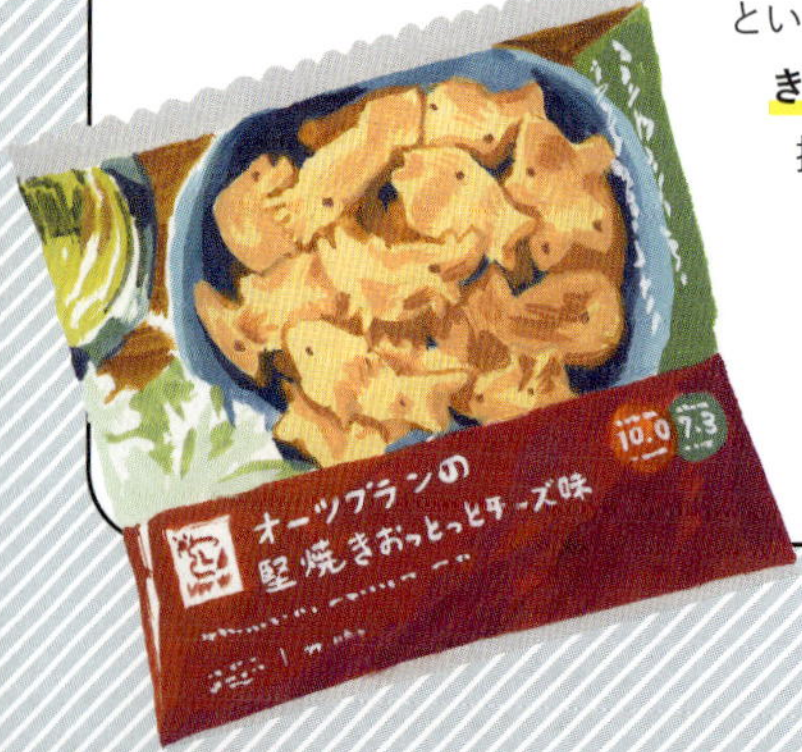

オーツブランの堅焼きおっとっと チーズ味
（ローソン）
151kcal Ⓟ10g Ⓕ6.4g Ⓒ17g

PART 5

麺・寿司・カレーで 若返りやせを叶える方法

カレーに回転寿司、うどん、蕎麦、そして町中華……。街なかにあふれるさまざまな飲食チェーンを攻略していきます。カレーや町中華など、「若返りやせ」にはあまり向いていない料理ジャンルでも、正しい知識をもとに正しいメニューを選択していけば、限りなく100点に近づけることができますよ！

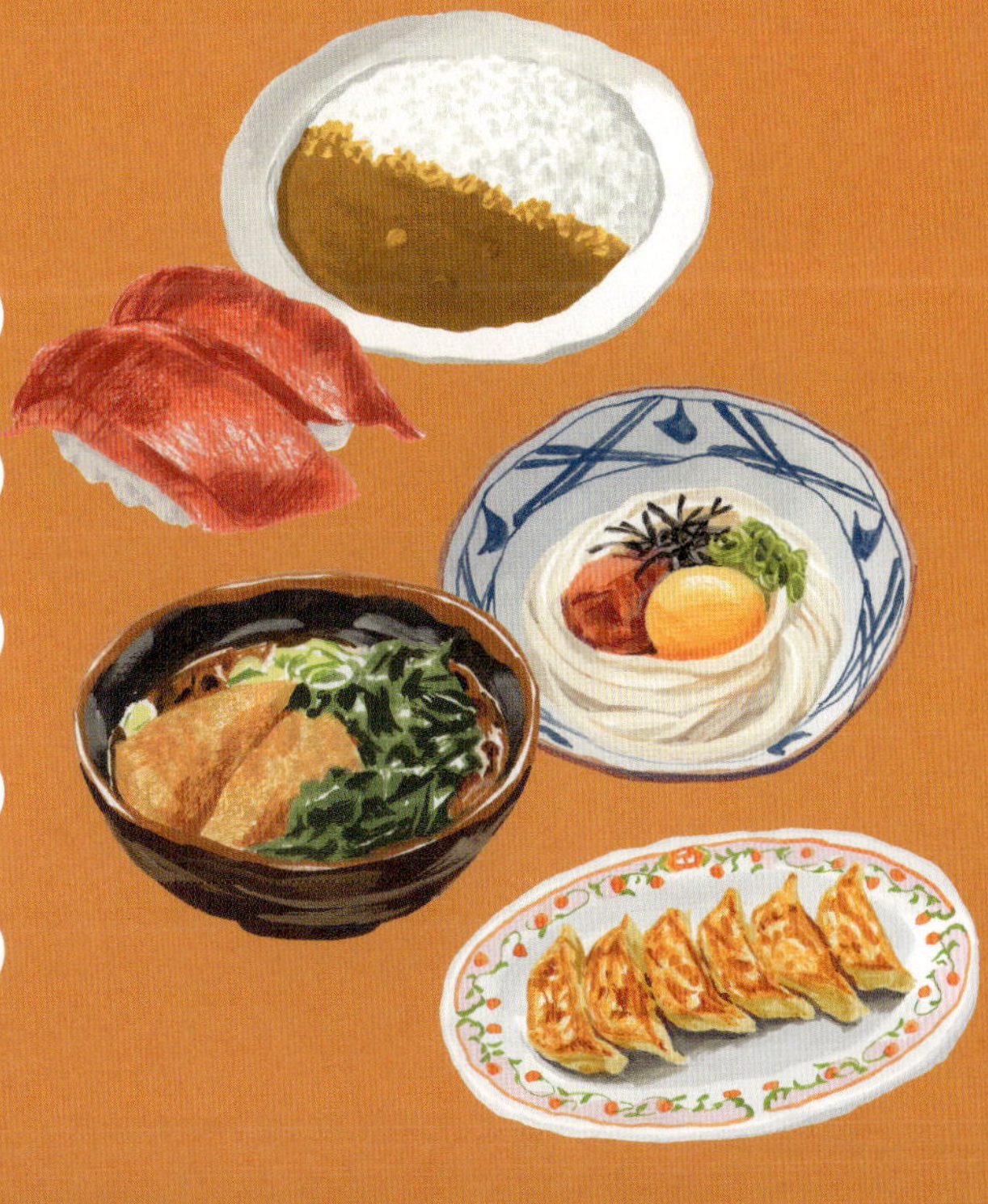

- CoCo壱番屋
- スシロー
- 丸亀製麺
- 名代 富士そば
- 餃子の王将

CoCo壱番屋 編

カレーのカスタマイズが成功のカギ

今や国民食ともいえるカレーですが、残念ながら基本的にダイエットには不向きです。

最近はスープカレーやスパイスカレーなど、ヘルシーなタイプも増えていますが、街なかで見かけるカレーハウスのメニューに「ダイエットに最高！」なものはまず存在しないと思っておいてください。ただし、カレーチェーンの代表格・CoCo壱番屋（以下ココイチ）の場合、ある程度、不利を有利に変換できます。

ダイエット中のカレーは、たんぱく質をしっかり摂りつつ、カロリーをいかに下げられるかが勝負になります。その点、ココイチは、カレーソースの種類、ご飯の量、トッピングに至るまで、選択肢が豊富。この中から最善なものを選んで**カスタマイズすることで、本来ダイエットに不向きなカレーを、及第点まで引き上げることができます。**

まずはソース選びから。定番の「ポークカレー」と「ビーフカレー」を比べてみましょう。ライス300gの場合、ポークが約710kcalなのに対し、ビーフは約830kcal。100kcal以上も違うので、ここはポークを選びましょう！ ちなみに、カレーよりヘルシーなイメージのある「ハヤシライス」ですが、実は約860kcalと最も高カロリー。**"ソースはビーフとハヤシを避ける"**が正解です。

Ｐたんぱく質　Ｆ脂質　Ｃ炭水化物（糖質＋食物繊維）

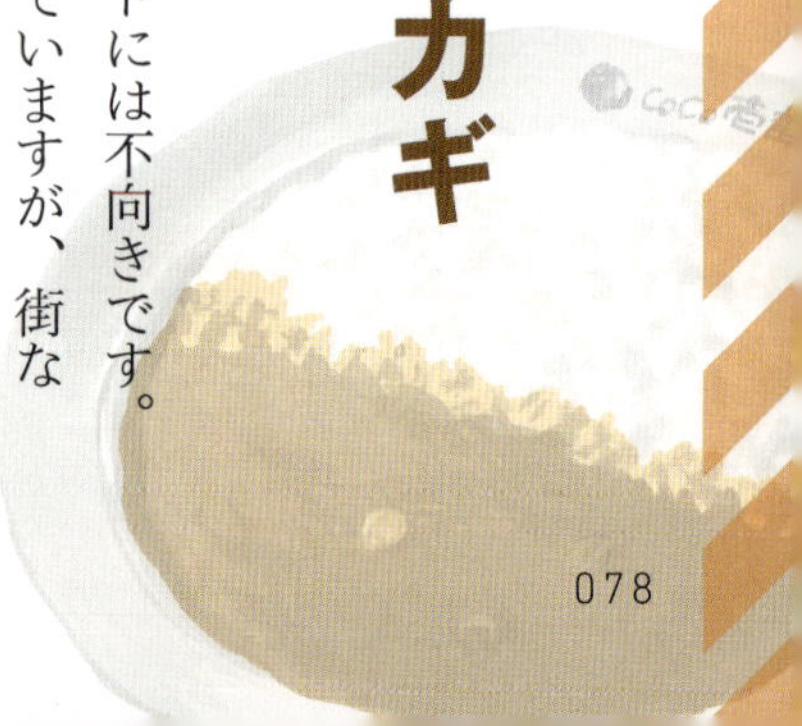

カレーソースはこれが正解！

OK

ポークカレー
714kcal P 11.5g F 19.6g C 126.7g

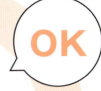

「甘口ポークカレー」や「ココイチベジカレー」も性能はほぼ同じ。若返りやせ的な観点では、ベースのカレーはこの3つから選ぼう

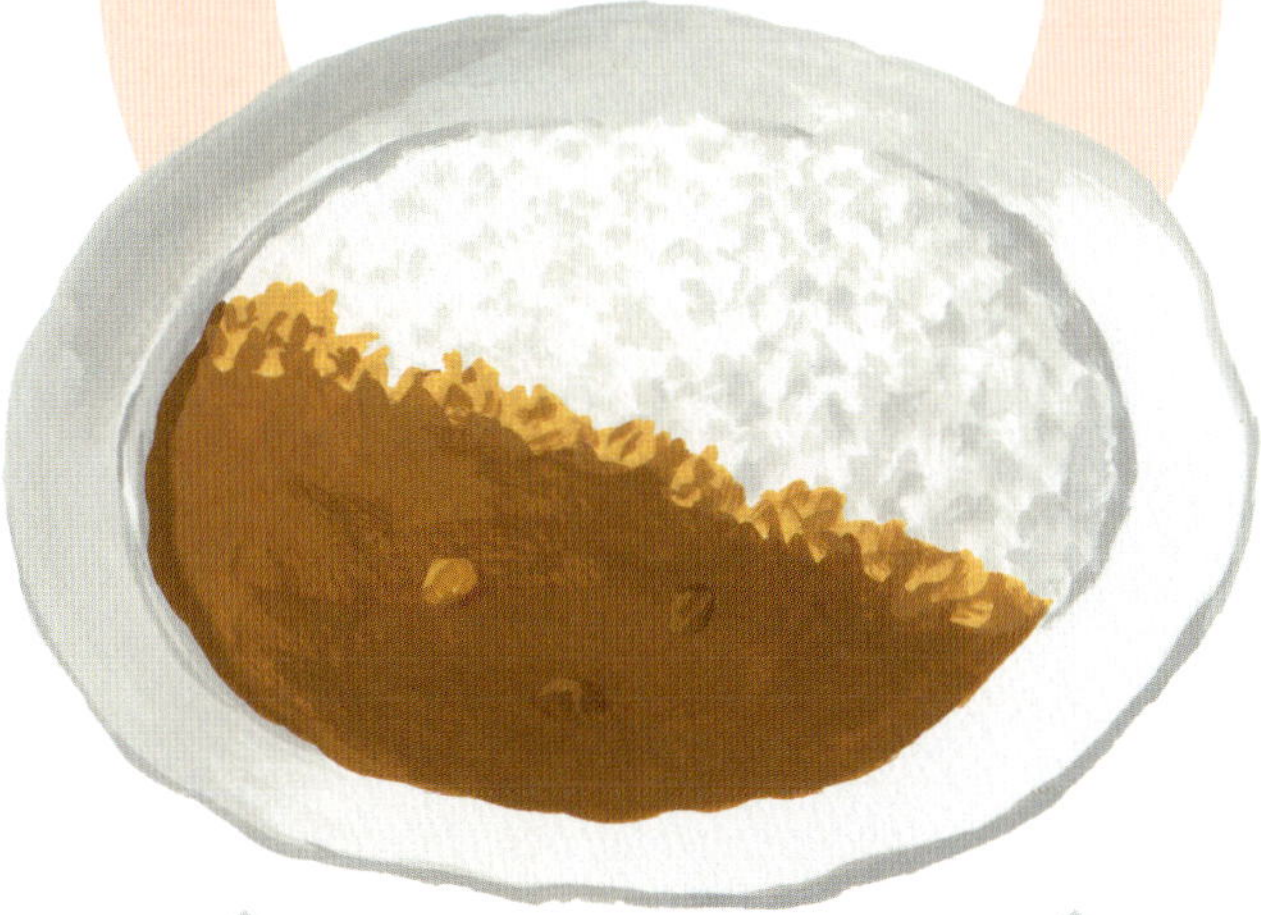

NG

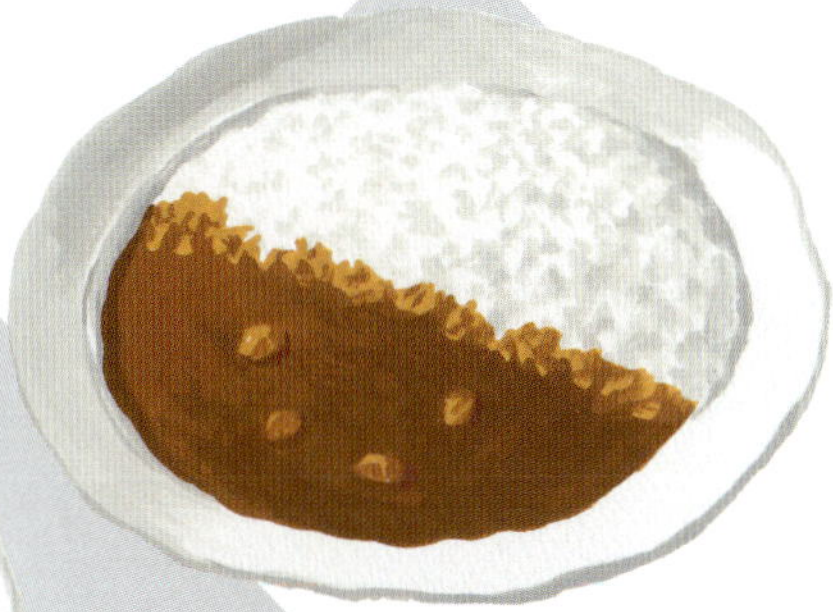

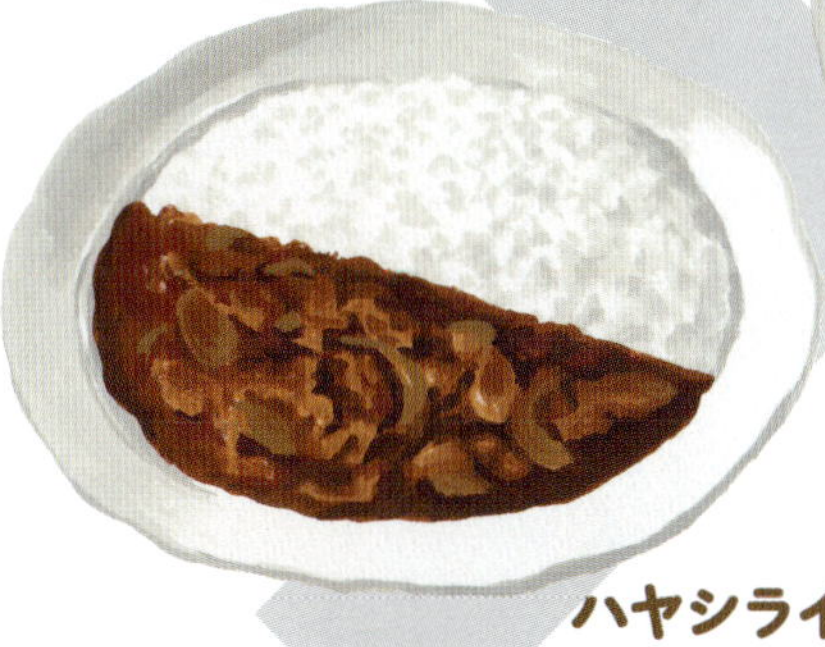

ビーフカレー
829kcal P 17.5g F 30g C 126.2g

ハヤシライス
862kcal P 16.8g F 29.9g C 132.8g

PART.5 麺・寿司・カレーで"若返りやせ"を叶える方法

“ココイチのプロテイン”と
言っても過言ではない
超優秀トッピング。
野菜系カレーには
これをプラスすべし

OK

チキンにこみ
68kcal P 13.3g F 1g C 1.8g

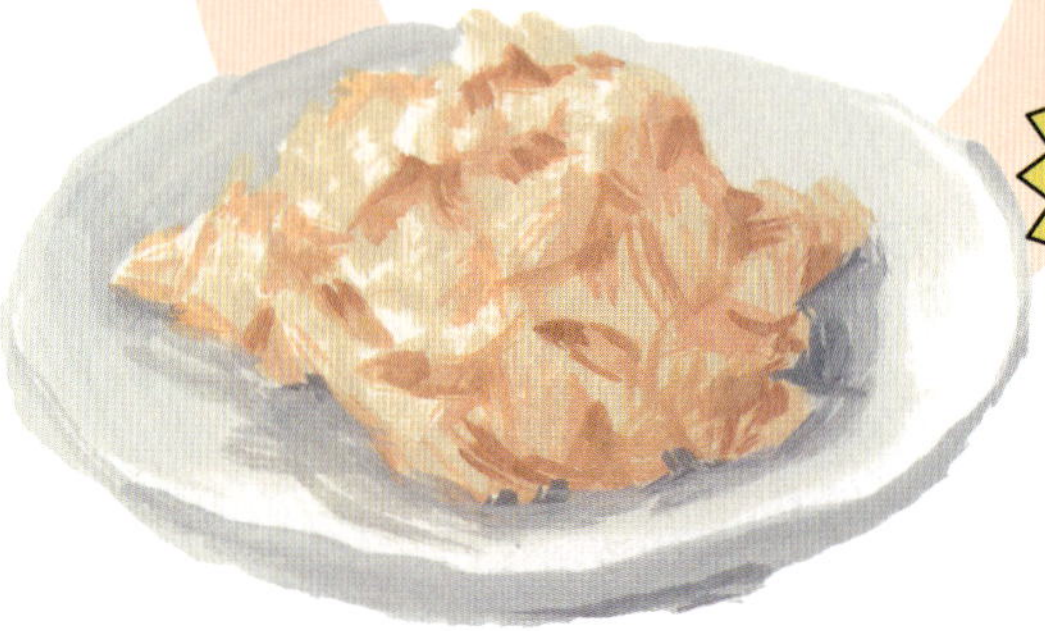

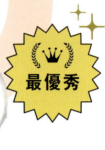

最優秀

ごはんの量を減らしてたんぱく質をプラス

さらなるカロリーカットを狙うには、やはりごはんの量を減らすのが手っ取り早い方法。ココイチの通常サイズは３００ｇですが、これは半量の１５０ｇにまで減らせます。**女性はライス１５０ｇまで、多くても２００ｇまでに抑えること。男性の場合は２００〜３００ｇ程度に**。ごはんを１５０ｇにするだけで、約２３０kcalもカロリーをカットできますよ。

またココイチには「低糖質カレー」も存在します。これは、ごはんの代わりにカリフラワーを使用したもの。ポークソースで「カリフラワーライス」（１８０ｇ）にすると、わずか２７０kcal弱！ カレーとは思えないカロリーなうえ、食物繊維が８ｇも摂れます。

とはいえ、「カレーにはやっぱりごはんじゃないと！」という人が大半でしょうから、ごはんの量を減らすだけでも十分です。

ソースとごはんでカロリーをカットしたら、プラスしたいのがたんぱく質。「ポークカレー（ごはん１５０ｇ）」のたんぱく質量は約8gなので、最低でも12gは足さないといけません。**トッピングとして優秀なのは「チキンにこみ」。たんぱく質約13gで、脂質はたったの1gという、ココイチが誇る最強アイテムです。**これをポークカレーに足すことで、たんぱく質が21gにまで跳ね上がります。総カロリーは約５４０kcalとまずまずなライン。超優秀な「チキンにこみ」だからこその魔法です。

NG

脂質が多いホワイトソースを詰めて揚げてあり、**カロリーが脅威の4ケタ。**親戚のメンチカツも脂質がすごいので注意

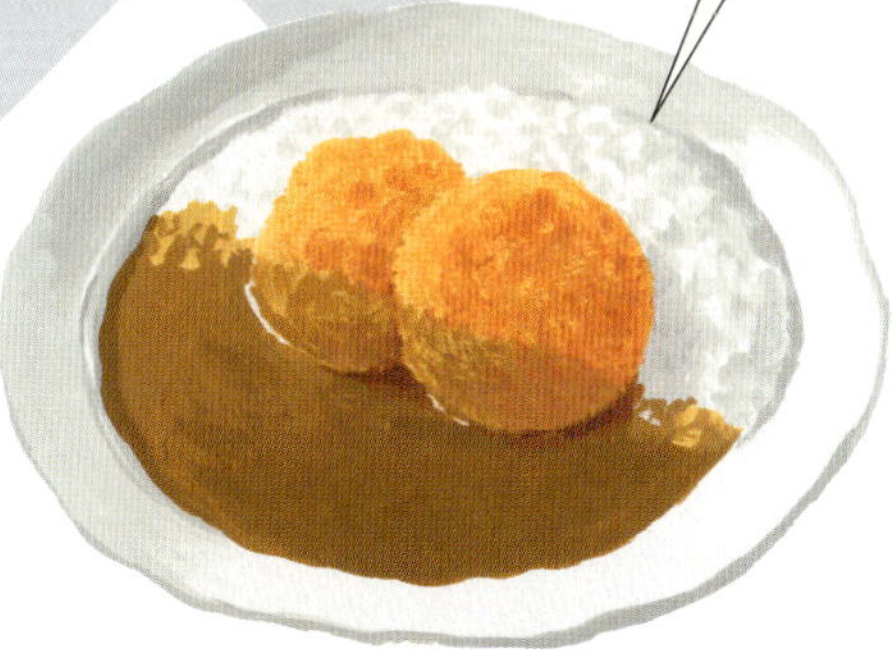

クリームコロッケ（カニ入り）カレー

1,102kcal Ⓟ17.1g Ⓕ46.8g Ⓒ155.9g

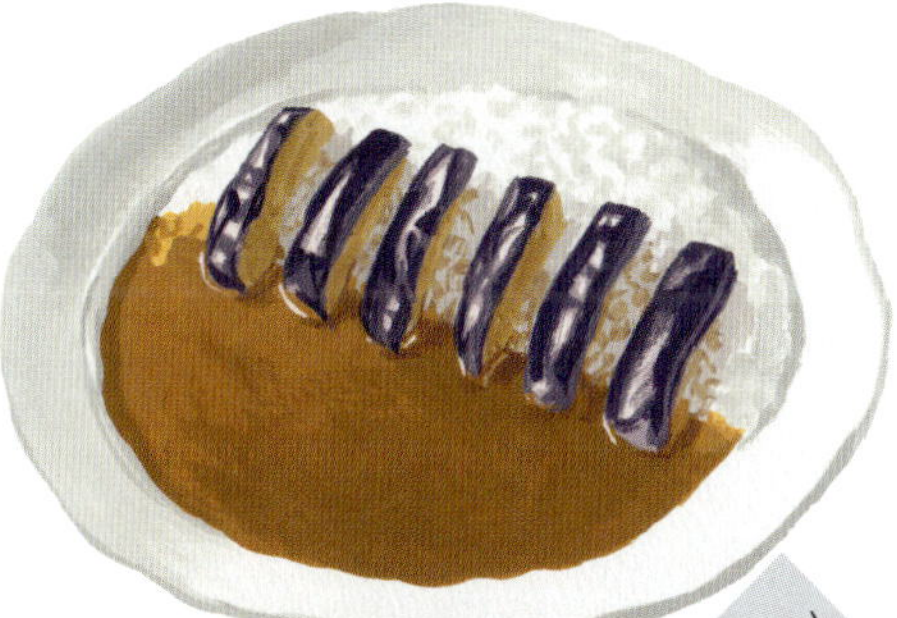

地雷メニュー

脂質がたんぱく質を大幅にオーバー。外食のなすは揚げてある場合が多いので地雷メニューになりやすい

なすカレー

886kcal Ⓟ12.4g Ⓕ36.2g Ⓒ131.4g

CoCo壱番屋 編

たんぱく質補填トッピングは、
「エビにこみ」（P 9.1 F 0.3 C 0.2）や
「海の幸」（P 14.5 F 4.1 C 5.3）でもOK

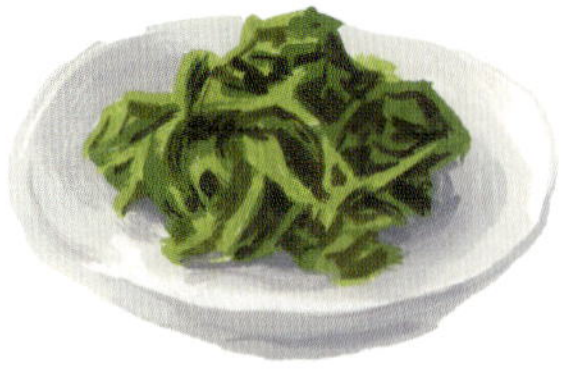

ほうれん草
11kcal P 1.7g F 0.2g C 1.7g

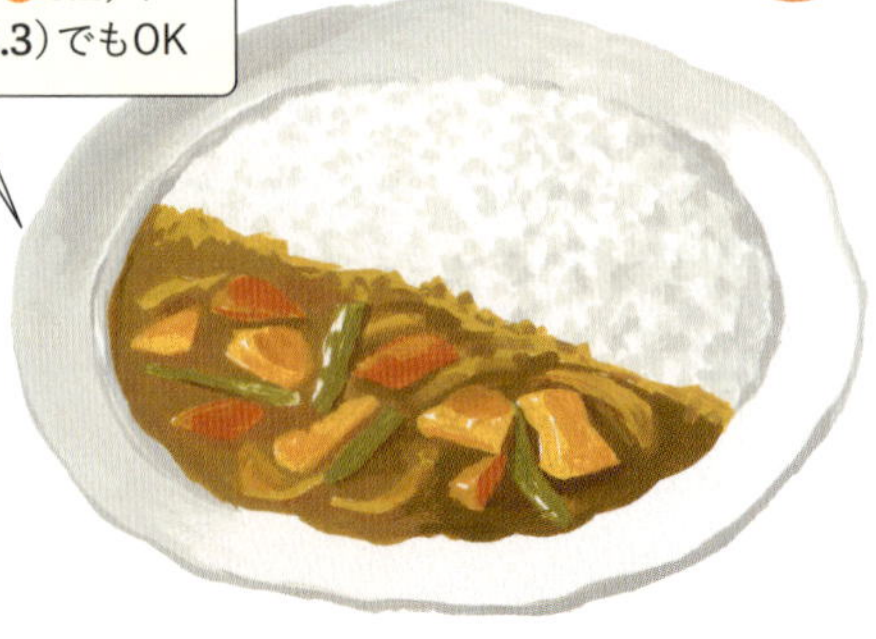

やさいカレー（ご飯150g）
562kcal P 9.4g F 20.9g C 86.4g

カレーのアンチエイジング的食べ方とは？

〝若返り〟のための優秀トッピングといえば「納豆」ですが、納豆が苦手な人には**「きのこ」のトッピングがおすすめ。食物繊維が豊富で腸内環境を整えてくれるので、便秘の改善や美肌づくりにも役立ちます**。また、「ほうれん草」も優秀。ほうれん草に含まれるビタミンAは若返り効果の高い抗酸化ビタミン。**ビタミンAは脂溶性ビタミンなので、脂質と一緒に摂ることで吸収率が上がります**。どうせ脂質の多いカレーを食べるなら、その脂質を有効利用しましょう！

食物繊維を摂るなら、「やさいカレー」も◎。にんじん、たまねぎ、いんげんなど野菜がゴロゴロ入っており、自然と噛む回数が増えるのも良い点です。アンチエイジングのために咀嚼は超大事。「カレーは飲み物」なんて言って**早食いしてたら、胃腸が疲れて内臓から老けていきます。しっかり噛むことが大切！**

ちなみに野菜系のカレーは、たんぱく質が不足しがちなので、「チキンにこみ」を追加しましょう。また、たんぱく質に加えビタミン・ミネラルが摂れる「半熟タマゴ」や「ゆでタマゴ」もおすすめです。

まとめ

結論！ ココイチの

石本的最強カスタマイズ

ココイチなら、カレーソース、ごはんの量、トッピングを正しく選べば、ダイエットに不向きなカレーを“若返りやせカレー”にカスタマイズすることが十分可能です。ポイントは、できる限りカロリーを抑えつつ、必要最低限のたんぱく質を確保すること。

石本のオススメは、ポークソースのチキンにこみカレー＋きのこトッピング（ごはん150g）。約560kcal、たんぱく質約23g、脂質約20gで、栄養バランスも良好です。逆にやっちゃいけないのは、ただでさえ脂質の多いカレーに脂質を上乗せすること。揚げ物はもちろん、脂をたっぷり吸った“なす”や、脂が落ちてない“豚しゃぶ”にも注意。そして「カレーは飲み物じゃない」ということも忘れずに。アンチエイジングのためにも早食いせず、ゆっくり噛んで味わいましょう！

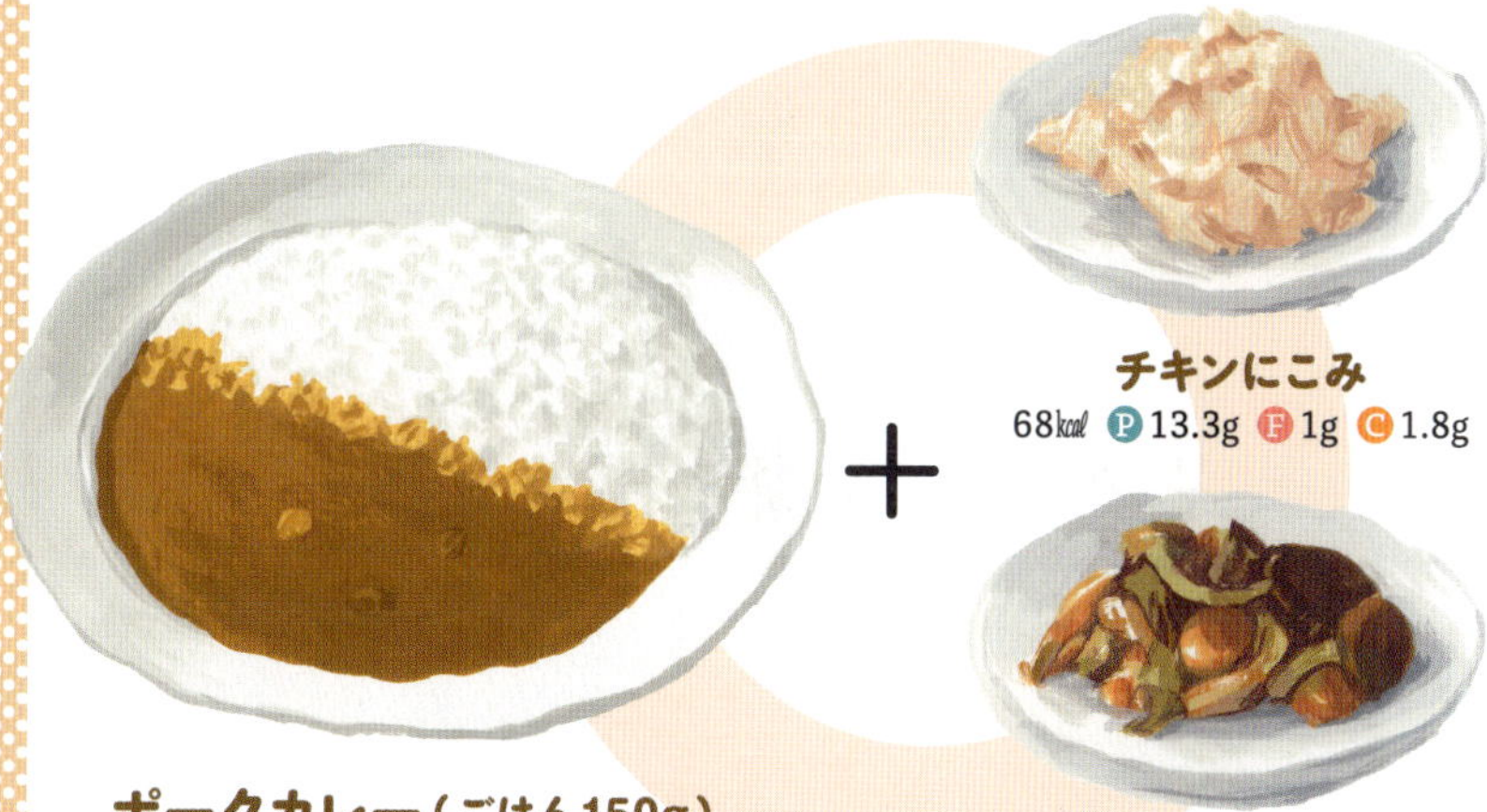

ポークカレー（ごはん150g）
480kcal P 7.8g F 19.2g C 71.1g

＋

チキンにこみ
68kcal P 13.3g F 1g C 1.8g

きのこ
10kcal P 1.5g F 0.1g C 2.9g

スシロー

編

寿司は〝若返りやせ〟にぴったり!?

寿司はたんぱく質、脂質、糖質の三大栄養素がしっかり摂れる、若返りやせのための条件が揃っています。トロやサーモンなど脂質量が高いものでも、魚の脂質は良質なため問題なし！　むしろ若返りのためには積極的に摂りたい脂質と言えます。

また、寿司は運動とも相性が良く、筋トレ前に食べる人もいるほど。理由としては、**たんぱく質はもちろん、運動の際に必要な糖質も塩分もごはんで摂れる**から。塩分＝悪のイメージがありますが、人間にとっては必要なミネラル。運動のパフォーマンスを上げるためにも、ある程度の量を摂る必要があります。とはいえ、回ってきたお皿を無計画に取ってパクパク食べたらダメ。若返りやせを実現させるには、綿密に戦略を立ててネタを厳選していくことが大事です。

ネタ選びの前に、しゃり（すし飯）にもこだわりましょう。糖質と塩分は、運動しないのに摂り過ぎると、消費されずに体脂肪やむくみの原因に。そこで活用したいのが**スシローの「ミニしゃり」というシステム。しゃりの量を**

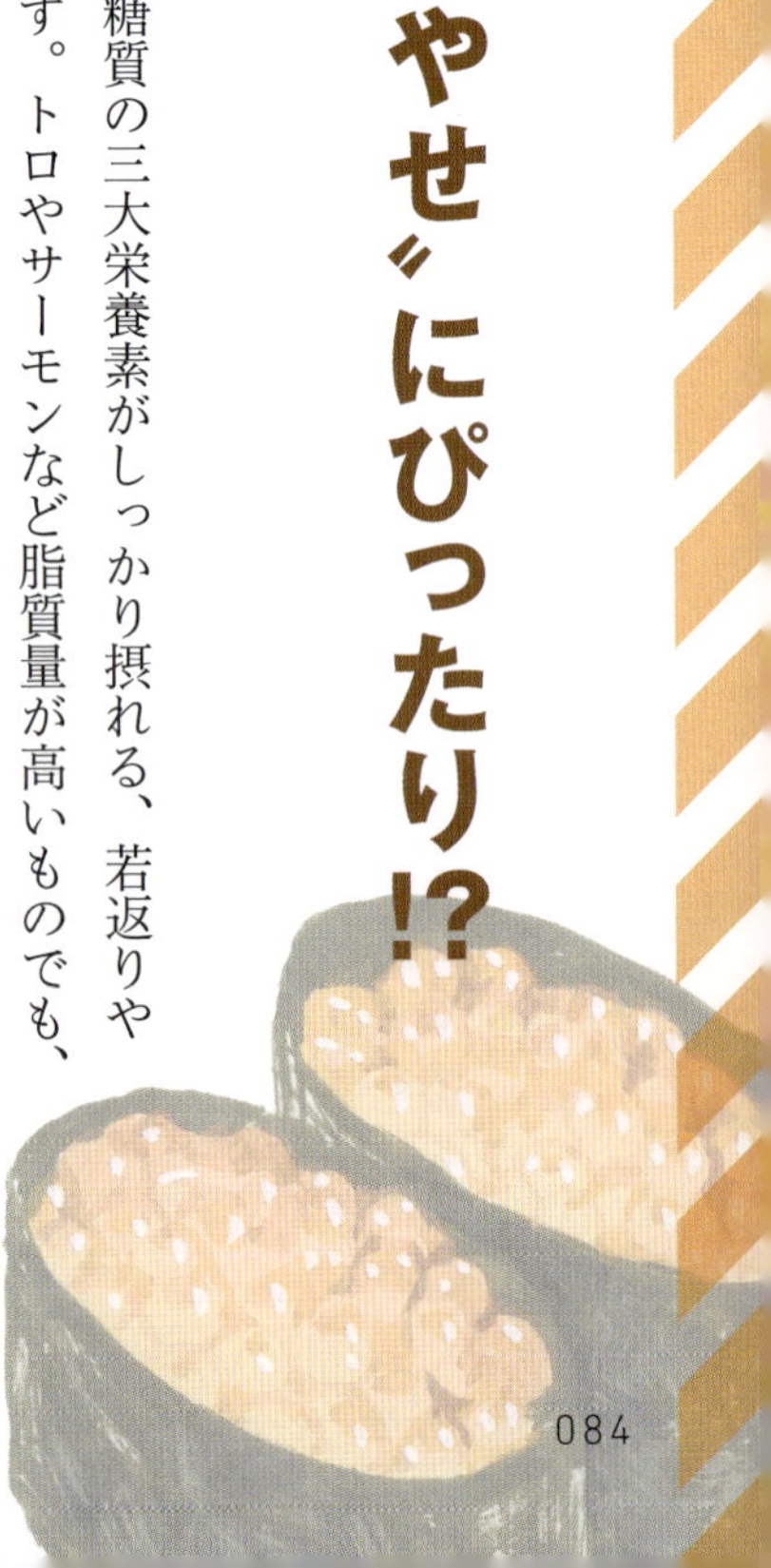

半分にした寿司で、糖質量を半減できちゃいます。

そして、食べるタイミングも重要です。例えば、日中や運動前などは普通サイズのしゃりに、活動量の減る夜に食べる際は「ミニしゃり」に、というように、食べるタイミングによってサイズを使い分けるのがポイント。ネタの大きさは変わらないためしっかりたんぱく質量が確保できるのも良い点です。巻物などミニを選べないネタもありますが、まぐろ、サーモンなどの定番ネタは「ミニしゃり」で注文可能です。

夜に糖質を減らしたら、その分、脂質を摂ることも忘れずに。**アジやイワシ、中トロにサーモンなど、良質な脂質が豊富なネタを優先して食べるのがおすすめ**です。また夜は塩分も控えたいところ。たまにお醤油ドバドバつける人がいますが、翌日のむくみに直結しちゃいます。たんぱく質に関しては、朝昼夜、どのタイミングでもしっかり摂りましょう。

ちなみに、スシロー以外の寿司屋でも攻略法は同じなので、寿司を食べる際の参考にしてください。「ミニしゃり」と同様のシステムとして、くら寿司は「シャリハーフ」、はま寿司は「半シャリ」があるので同じように使えますよ。前置きはこれくらいにして、次ページより、具体的なスシローの食べ方についてご紹介していきましょう。

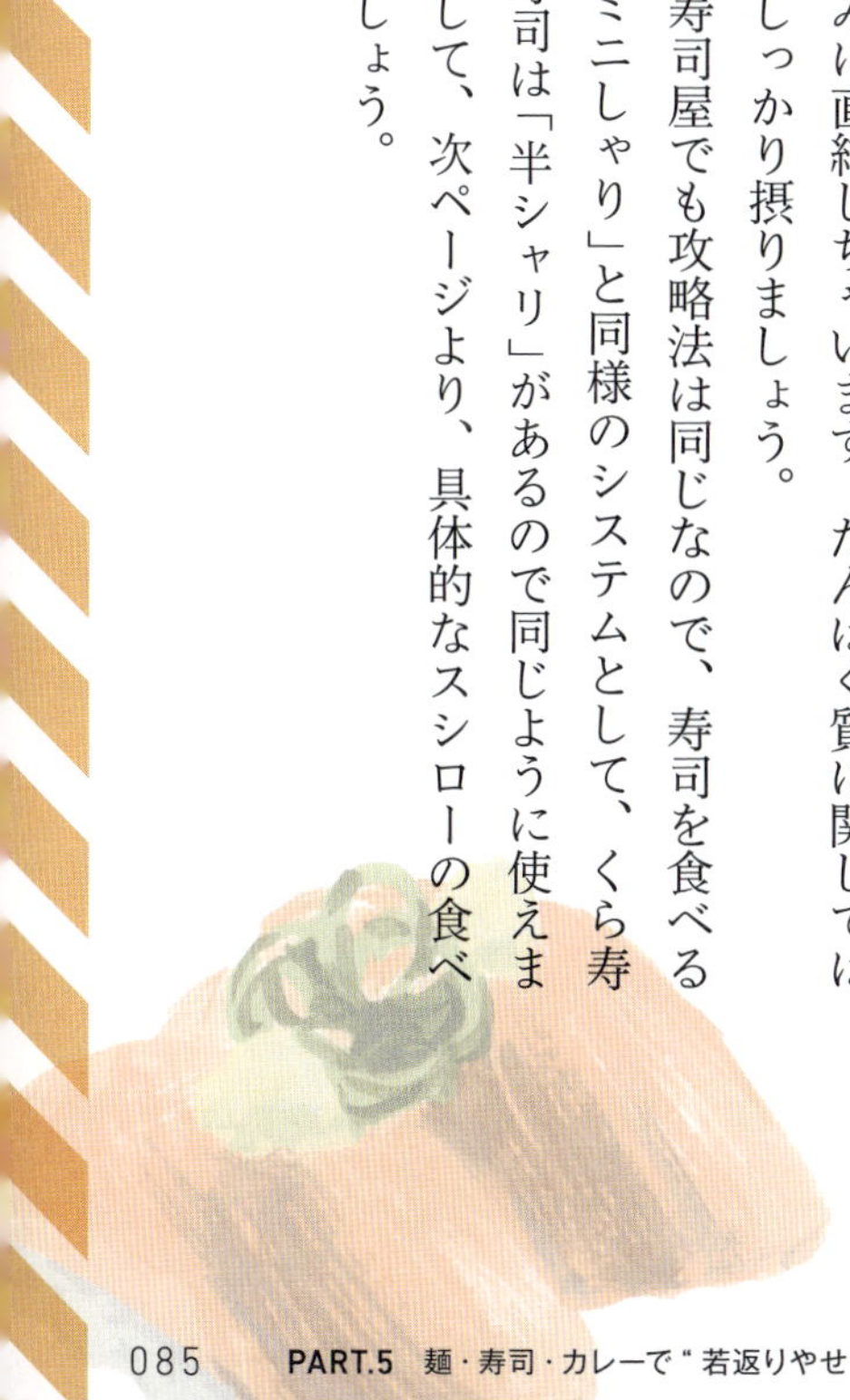

寿司ダイエットを成功に導く黄金比率

寿司はダイエット向きとはいえ、好きなものを好きなだけ食べたら、もちろん太ります。若返りやせのためには「何をどれだけ食べるか」という、中身の吟味がとても大事。そこで、確実に効果が出る寿司ネタの選び方を伝授しましょう。

寿司ネタを大きく3つのカテゴリーに分けました。ここから、**女性は3：1：1の計5皿、男性は4：2：1の計7皿（1皿＝寿司2貫）を目安に食べると、カロリーも大体500㎉や700㎉に収まります。**なお、併記してある点数は、たんぱく質が体にどれだけ有効利用されるかの指標となる「アミノ酸スコア」をベースに、石本のイチオシを点数化したものです。

たんぱく質が摂れるネタ群

かつお

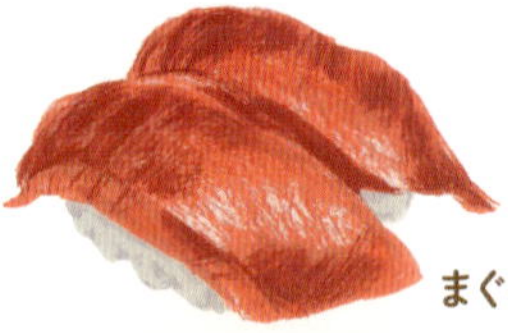

まぐろ赤身

ここから女性＝3皿・男性＝4皿

まぐろ赤身	100点
かつお	100点
しらす	95点
えび	88点
いか	85点
たこ	85点
貝類	80点
かに	78点

こちらのカテゴリーから**女性は3皿、男性は4皿**選んでしっかりたんぱく質を摂りましょう。まぐろの赤身やかつおは文句なしの100点満点。ただ、どれも高得点なので、基本的に好きなネタを選んでOKです。

良質な脂質 が摂れるネタ群

ここから女性=1皿・男性=2皿

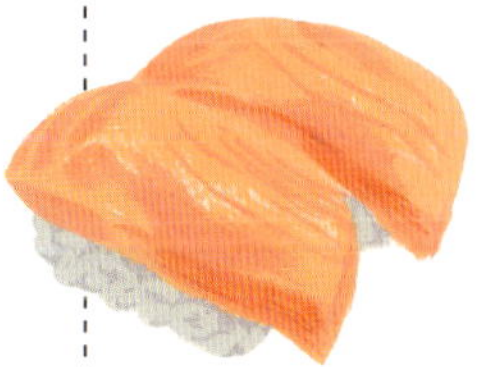

サーモン

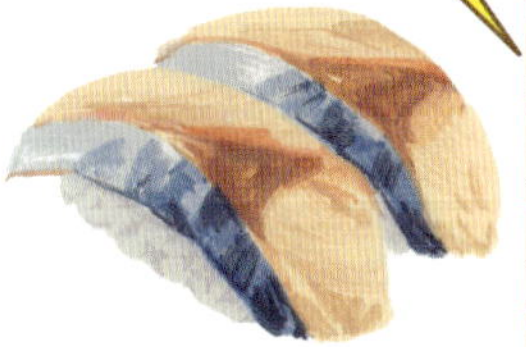

さば

さば	100点
いわし	98点
大トロ	98点
鯛	95点
ぶり	95点
中トロ	90点
あじ	90点
サーモン	80点

※サーモンは若返りを加味すると95点

脂 質量が多く、その脂質の“質”が抜群に良いネタ群。この中から**女性は1皿、男性は2皿を選択**。最近、魚を食べてないという人は、ぜひ積極的に100点満点のさばを選んでください。また、脂質が多いイメージのある「サーモン」は“若返り要素”として、抗酸化作用の強いアスタキサンチンを含んでいます。あえて1皿食べるのは大いにアリです！

自分の好きな ネタ群

ここから女性・男性=1皿

自由枠
まるごとハンバーグにぎり
えびアボカド
炙りサーモンバジルチーズ
その他スイーツもOK

最 後は**女性も男性も好きなものを1皿選べる遊び枠**。マヨネーズ系やチーズがかかったものはカロリーが上がりやすいので要注意ですが、あえてこのカテゴリーでは本当に好きなものを選んで欲望をしっかり解放しましょう！ それが若返りやせ成功の秘訣です。おすすめの選び方を次のページで解説していますので、参考にしてください。

column

\\“自由枠”を有効活用！//
「自分の好きなネタ群」の賢い選び方

前ページの「自分の好きなネタ群」は、基本的に何を選んでもOKですが、**さらに若返りやせ効果を高めたい人は、納豆と卵がおすすめ。**納豆は食物繊維が豊富なうえ、発酵食品であることから、腸内環境を整えて内臓から健康に導いてくれます。一方の卵は準完全栄養食とも言われるほど、栄養バランスの優れた食品。**ビタミンCと食物繊維以外の栄養が全部入った、ある意味マルチビタミンミネラル**みたいなものです。攻めの姿勢で若返りに臨む場合は、ぜひどちらかを取り入れて。

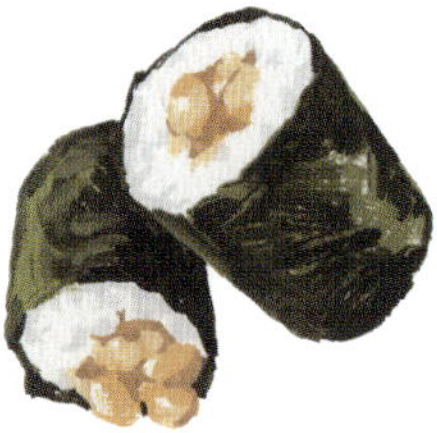

実はスシローはスイーツも優秀で、いい意味で小さくてカロリーも控えめ。チョコケーキの「ショコラケーキリッチ」ですら160kcalほどしかありません。ダイエット中のおやつは200kcal程度に抑えるのが理想ですが、スシローのスイーツは洋菓子も和菓子もほぼこの数値内。普段甘いものを我慢している方も、ここでなら食べることができます。ただし、寿司と一緒に食べるとやはり総カロリーがオーバーしてしまうので、こちらも「自分の好きなネタ群」の一つとして選ぶのがおすすめです。

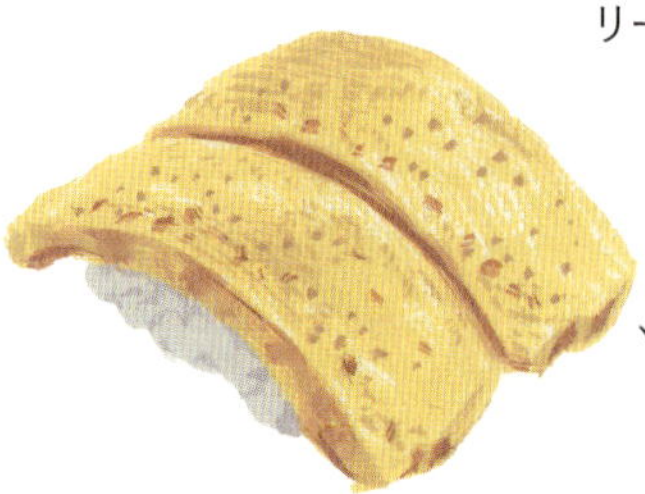

僕も玉子は
必ず食べるように
しています

丸亀製麺 編

P たんぱく質　**F** 脂質
C 炭水化物（糖質＋食物繊維）

うどんは天ぷらとセットで食べるのが正解！

大人気のうどんチェーン・丸亀製麺ですが、ここで100点満点を目指そうとするのはぶっちゃけ難しい！

では、どうすればいいのかというと、"糖質特化"といううどんの特徴を最大限に活かす食べ方をすればいいのです。糖質は運動との相性が良いもの。つまり糖質を摂った後に動くことで糖質が利用され、体の中から健康に導いてくれます。逆に、糖質を摂ったのに動かないでいると、糖質のエネルギーサイクルが回らず、体はどんどん不健康に。**うどんを食べた後は必ず、歩いたり体を動かすことをセットにしましょう。**

若返りやせのために重要なのは、①可能な限り脂質を抑えつつ、②たんぱく質（女性は一食20ｇ以上、男性は30ｇ前後）をしっかり摂ること。この二つを守ることがポイントです。

では、うどんにプラスするたんぱく質をどう摂取するか。たんぱく質と聞いて、みなさんが真っ先に思い浮かべるのはお肉じゃないでしょうか？丸亀製

かけうどん（並）
299kcal　**P** 9.5g　**F** 1.3g　**C** 62.3g

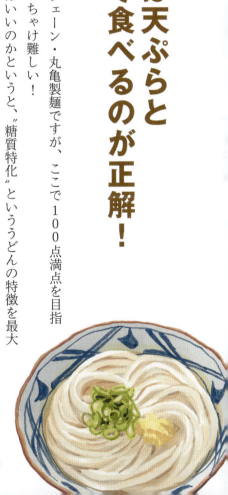

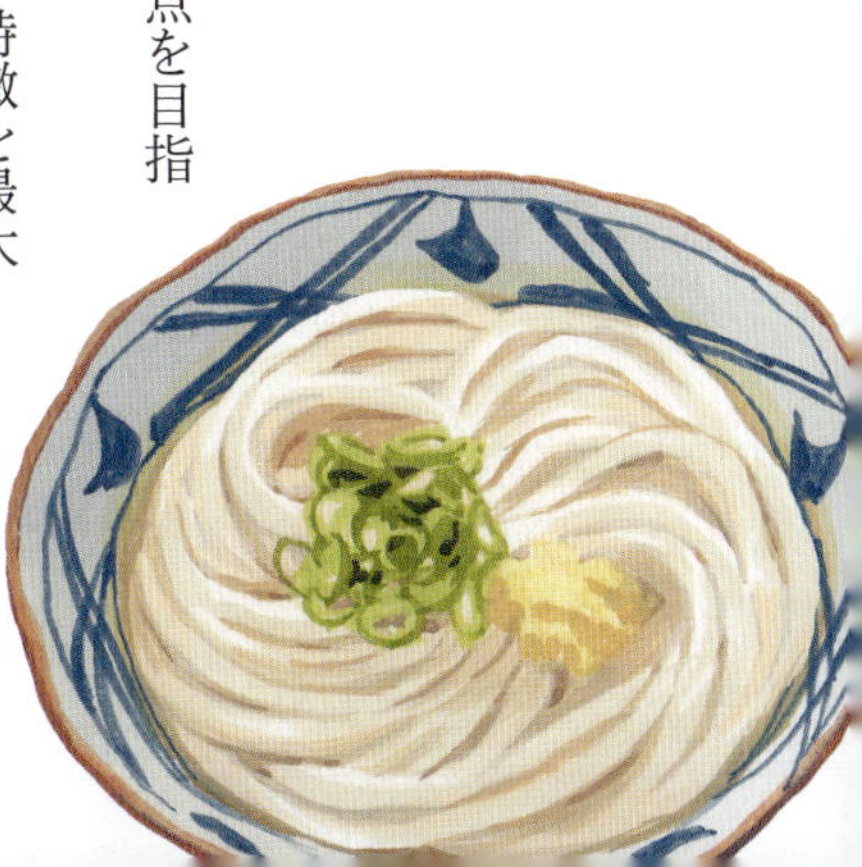

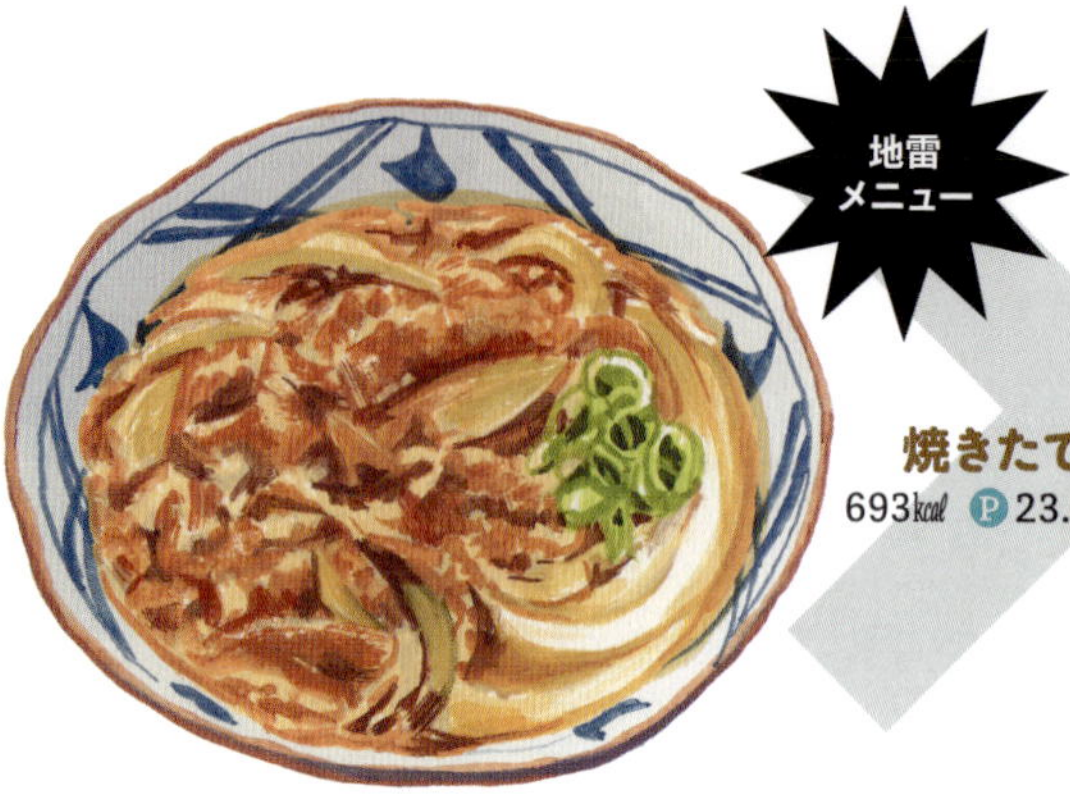

焼きたて肉うどん（並）

693kcal P 23.6g F 29.9g C 82.1g

麺にも「焼きたて肉うどん」というメニューがあり、それを頼みたくなっちゃうところですが、**実は肉うどん系は大きなトラップ**。

丸亀製麺の「かけうどん」と「焼きたて肉うどん」の栄養成分を比較したグラフをご覧ください。脂質を見ると、普通の「かけうどん」が1g強なのに対し、「焼きたて肉うどん」は約30g。このメニューは、かけうどんに甘辛く炊いた牛肉とたまねぎをのせたものですが、牛肉部分だけで29g近くも脂質があるということ。いくらなんでも多すぎます！

そして肝心なたんぱく質は肉だけで約14g。つまり脂質がたんぱく質のダブルスコア。これは「たんぱく質が増えた」というより、「脂質が思いっきり追加された」という状況に近いです。そもそも糖質特化を活かすべくうどんを食べているのに、脂質まで高くなると意味がありません。たんぱく質より脂質を上乗せする肉うどんの罠にはまらないよう気をつけましょう。

	カロリー（kcal）	P（たんぱく質）	F（脂質）	C（炭水化物）*
かけうどん（並）	299	9.5g	1.3g	62.3g
焼きたて肉うどん（並）	693	23.6g	29.9g	82.1g

成分比較表　＊糖質＋食物繊維

※たんぱく質＞脂質が若返りやせメニューの鉄則。肉うどんは極力避けたい

では、たんぱく質をどこから補うかというと、ズバリ「天ぷら」です。

イチオシは「かしわ天」。たんぱく質が約12・5ｇ、脂質は約7・5ｇと、天ぷらの中では飛び抜けて高たんぱく・低脂質です。他にたんぱく質が摂れる天ぷらとしては「ちくわ天」、「ちくわ磯辺天」、「いか天」、などがあります。ただし「ちくわ磯辺天」はサイズが小さめでたんぱく質が足りません。「かしわ天」にプラスして食べるなら問題ないですが、たんぱく質摂取が目的の天ぷら一個分としてはカウントできないため気をつけましょう。

逆に選んじゃいけない**NG天ぷらは「野菜かき揚げ」。“野菜”だからヘルシーな印象を受けるかもしれませんが、尋常じゃなく油を吸っており、たんぱく質約4・5ｇに対し、脂質がなんと約36ｇ**と、7〜8倍も！ 野菜のメリットなんて焼け石に水です。

「かき揚げ」はほぼ脂の塊を食べてるようなもの！ と心得て、若返りやせを狙うなら絶対に避けましょう。

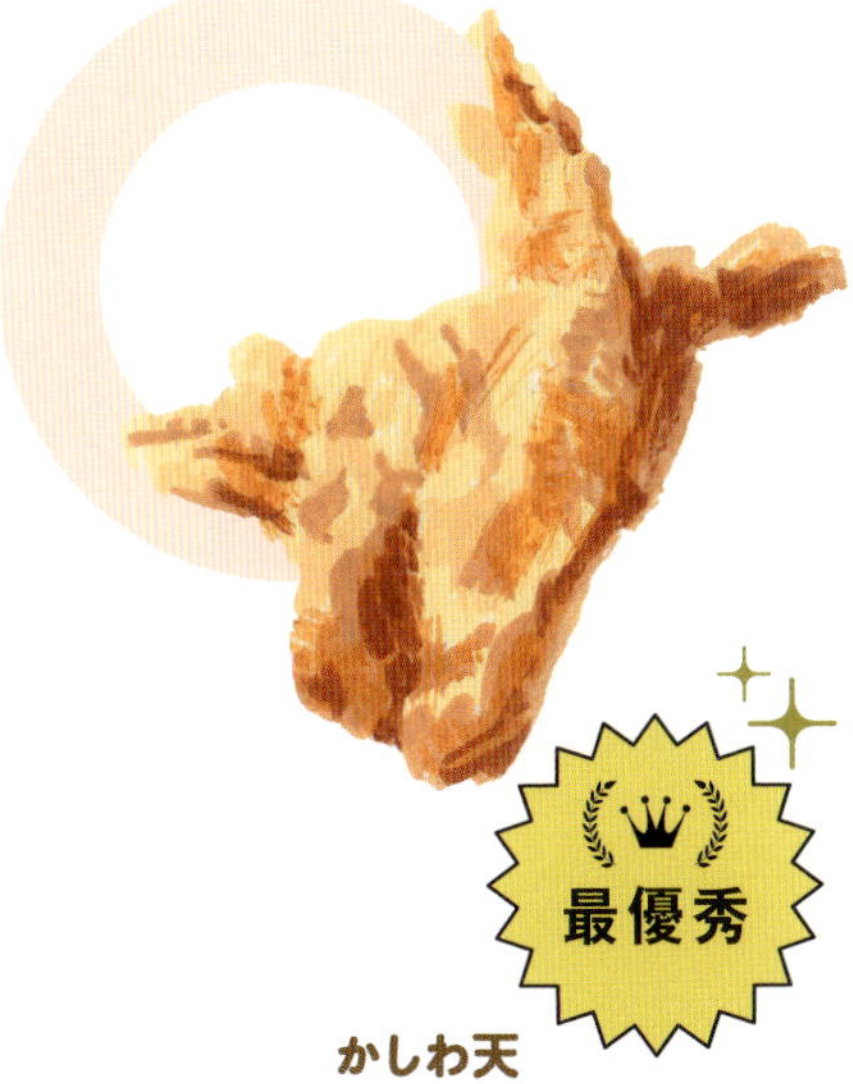

かしわ天
143kcal P 12.4g F 7.6g C 6.2g

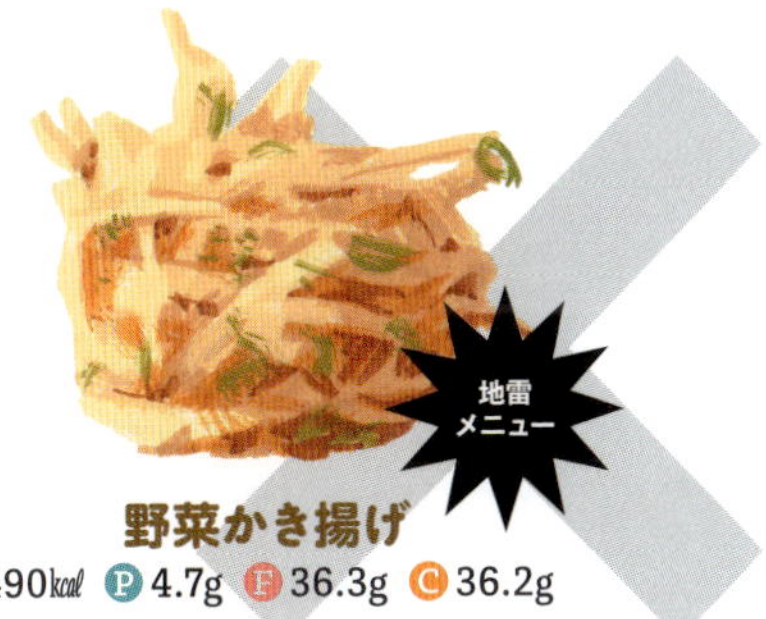

野菜かき揚げ
490kcal P 4.7g F 36.3g C 36.2g

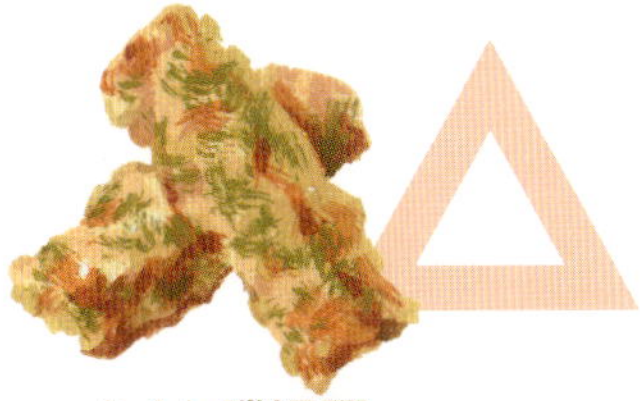

ちくわ磯辺天
87kcal P 2.7g F 4.9g C 8g

まとめ

結論！ 丸亀製麺の うどん＋天ぷらの組み合わせ法

では実際に、天ぷらとうどんの組み合わせ方をレクチャーしていきます。**基本的には「好きなベースのうどんの並に、先述したおすすめの天ぷらを１〜２個足す（かしわ天＋αが理想）」**というスタイル。並でも麺の量が結構あるため、男性でも十分だと思います。これからバリバリ動くぞ！ という時は大サイズを食べてもいいけど、夜は並にしておきましょう。

ベースのうどんのおすすめは、かけ、ぶっかけ、釜揚げ、ざるなど極力シンプルなもの。余計なカロリーが加算されないのが何よりの安心材料です。また、「カレーうどん」（620kcal Ⓟ17.9g Ⓕ23.2g Ⓒ84.8g）はつゆのカロリーがかなり加算されているので、大半の汁を残す前提であれば問題なし。「きつねうどん」（434kcal Ⓟ15.4g Ⓕ9.6g Ⓒ71.2g）もＯＫです。

また「釜玉うどん」や「とろ玉うどん」など、卵が入ったうどんもオススメ。卵は準完全栄養食なのでうどんで摂れないビタミンミネラルの底上げに役立ちます。たんぱく質も6gほど追加できるので、卵入りのうどんの場合は天ぷら1個で良し。ちなみに**僕が好きでよく食べるのが「明太釜玉うどん」。これに男性なら「かしわ天」を、女性なら「ちくわ磯辺天」を足すと、ちょうどいいバランスになると思います**。

男性の場合 / **女性の場合**

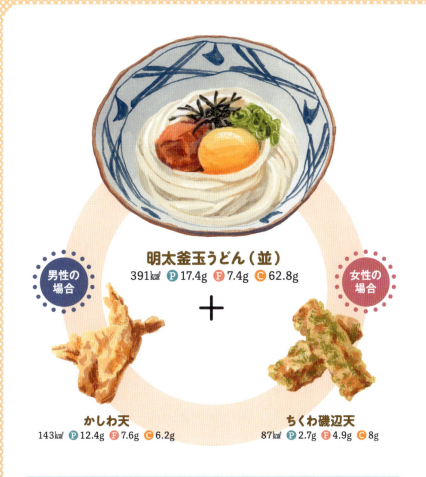

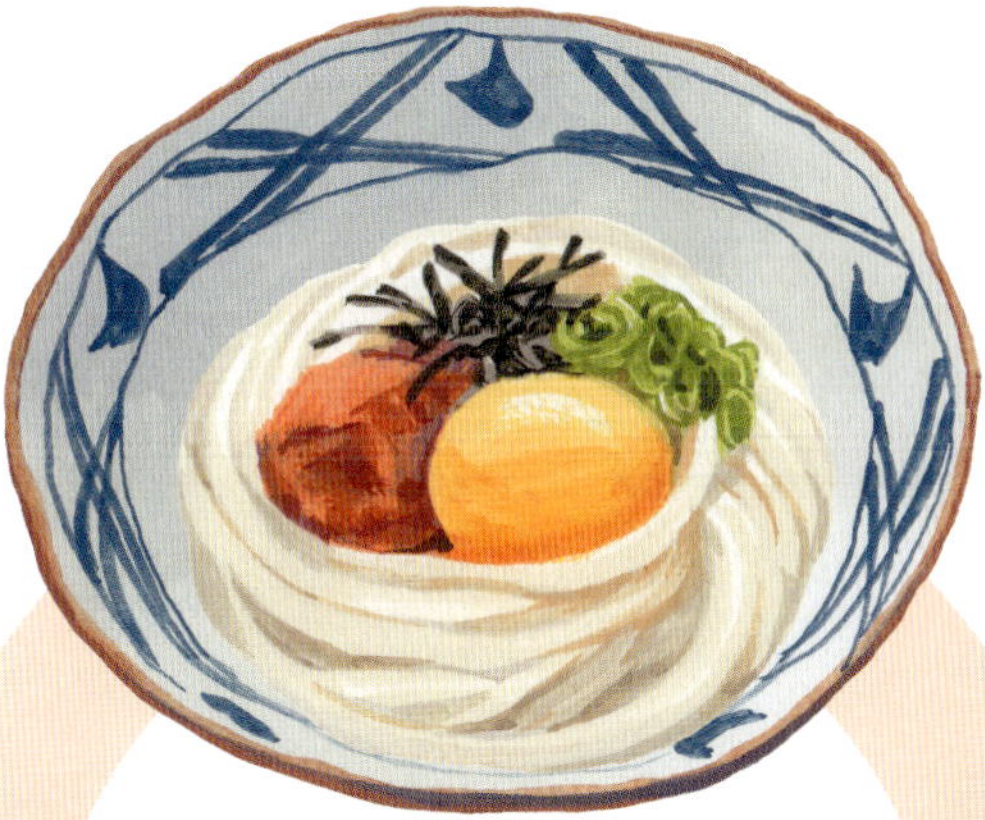

明太釜玉うどん（並）
391kcal ⓟ 17.4g ⓕ 7.4g ⓒ 62.8g

＋

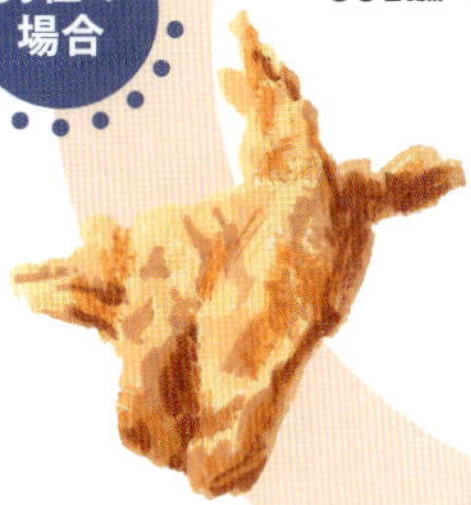

かしわ天
143kcal ⓟ 12.4g ⓕ 7.6g ⓒ 6.2g

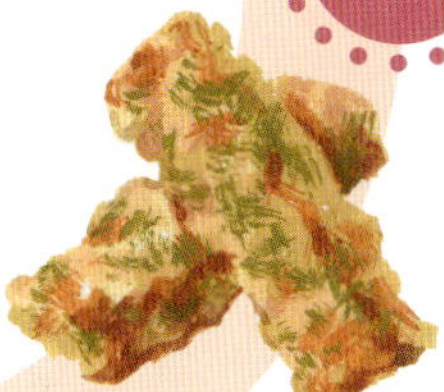

ちくわ磯辺天
87kcal ⓟ 2.7g ⓕ 4.9g ⓒ 8g

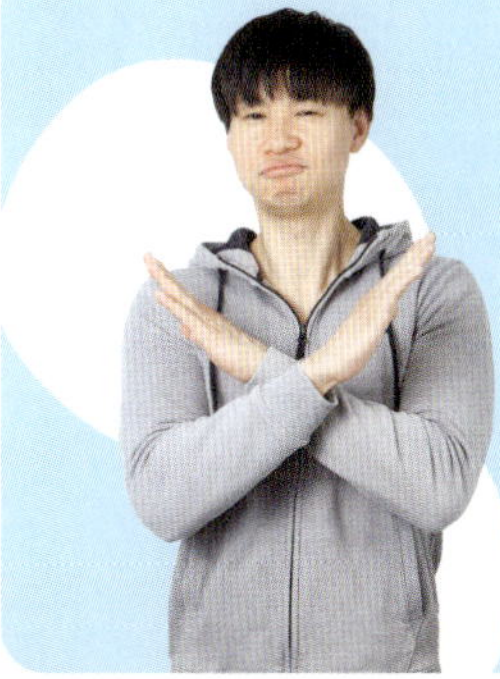

石本先生のここがPoint！

丸亀製麺は薬味など無料のトッピングも豊富ですが、ここで絶対やっちゃいけないのが「天かす」のかけ放題。よく、どっさりかけている人もいますけど、天かす＝悪い脂の塊なので追加するのは絶対にやめましょう！

名代 富士そば 編

「そばはダイエットに良い」は本当？

そばはダイエット向きの食品とよく言われますが、その理由としては、麺の中でもたんぱく質が多く、そのたんぱく質の価値であるアミノ酸スコアも高いため。

ゆでうどんのたんぱく質量が100gあたり2・6gなのに対し、ゆでそばは100gあたり4・8gと約2倍。1人前およそ200gと考えると、そばだけで9・6gのたんぱく質が摂れることになります。また食物繊維もうどんが100gあたり1・3gで、そばは2・9gと倍以上。これだけ聞くと、ダイエット中も安心して食べることができそうですよね。

確かにそばはダイエット向きの食材です。ただし、それは〝そば粉がダイエットに良い〟というのが正しい解釈。**そば粉100％の十割そばなら、そばの栄養素を余すところなく享受できる**でしょう。しかしチェーン店などでは、安く提供するためそば粉の割合が低かったりします。店によっては、そば粉1割で小麦粉9割なんて場合も。

それはそばというより、もはや〝色がついたうどん〟。

つまり、そばはラーメンやうどんに比べれば悪くはないけれど、そのイメージを過

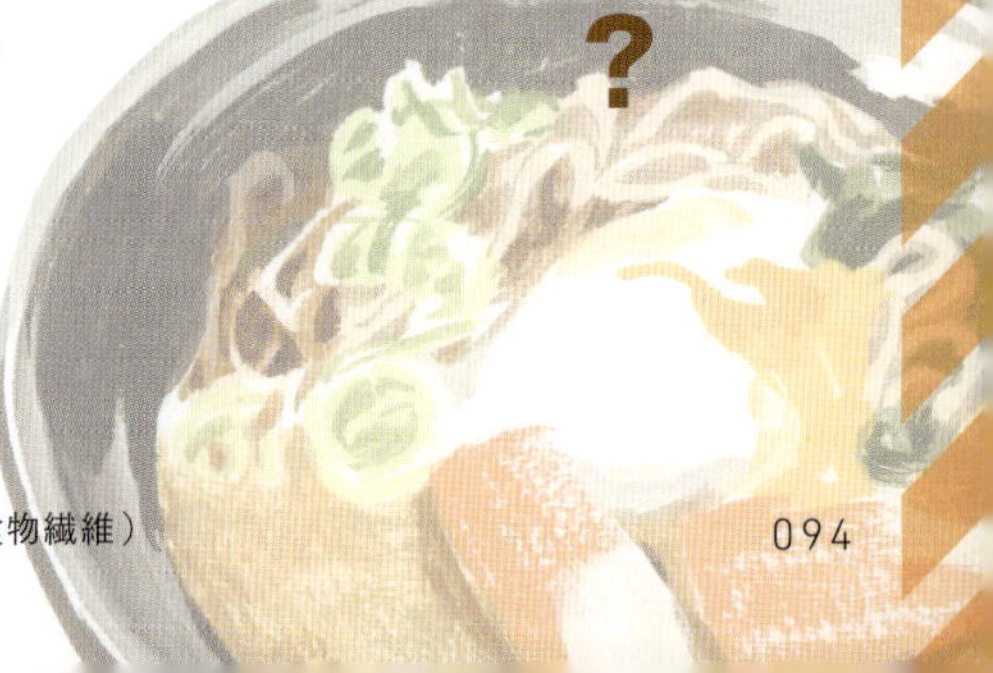

信して**揚げ物をたくさんトッピングしたりすると、目も当てられないダメージを負う可能性もある**ということ。そばの持つ効能をしっかりと得るには、最低でもそば粉5割は欲しいところです。

ちなみに富士そばの場合、そば粉の割合は公式には発表されてませんが、僕は以前、広報の人が答えていたインタビュー記事を読んだことがあります。その記事によれば、そば粉の割合は4割とのことでした。これが事実なら富士そばで「そばを食べてるんだから大丈夫」と思うには微妙なレベル。

そして富士そばでのメニュー選びですが、カロリーもPFCバランスも非公表で、店舗限定や期間限定メニューが多いため、ダイエッターにとっては何をどう食べるかがかなり難しい店と言えます。

大きな失敗を避けるためのポイントとしては、高カロリーなおかずがトッピングされがちな**限定メニューは回避し、定番メニューから選ぶ**こと。次ページで、具体的にご紹介していきましょう。

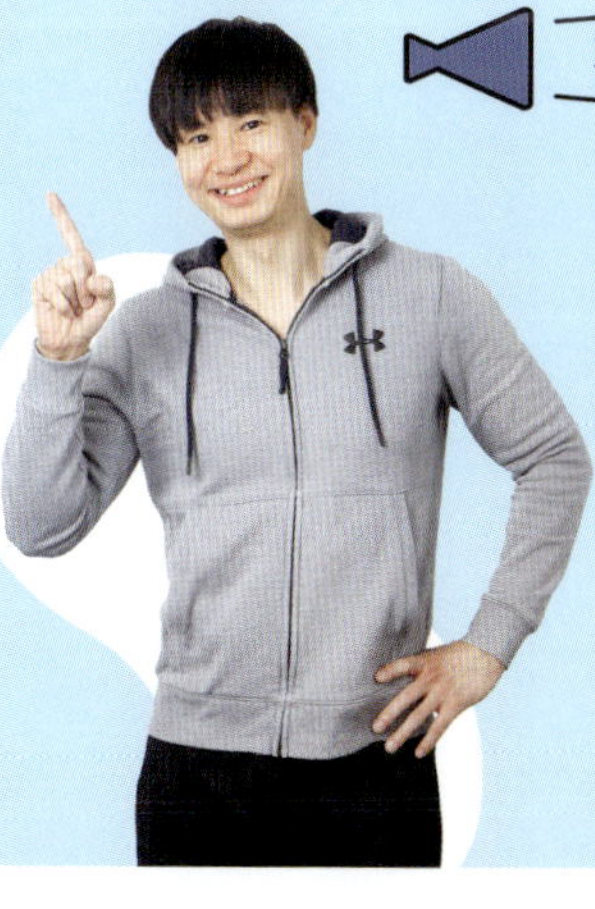

石本先生のここがPoint！

そばは糖質がメイン。糖質は活動のエネルギー源になるため、朝や昼など活動前に食べるのがベスト。逆に、夜に食べてあとは寝るだけというのが、一番ダメ。糖質がエネルギーとして消費されず、体脂肪になりやすくなります。食べるタイミングも内容も、少しでもベターな方を選ぶ。その積み重ねがあとで大きく響いてくるもんです。

富士そばでは「かけそば」を軸に組み立てるべし

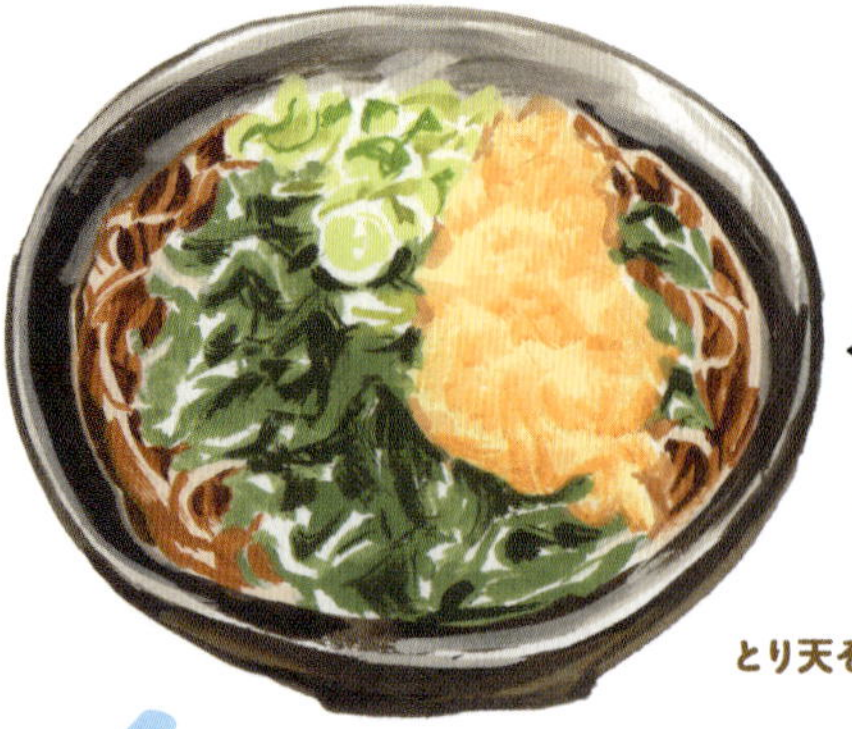

とり天そば

たんぱく質補給

かけそば＋とり天

1

まず絶対摂りたいのはたんぱく質。イチオシは「**とり天**」です。胸肉なので身がしっかりしていて衣が薄く、油のキレも良くてかなり優秀！ 富士そばのたんぱく質補給要員としてはぶっちぎりの1位です。次点で「**ちくわ天**」。全店舗にあるメニューで選ぶなら「温泉卵」か「きつね」が◎。

前述の通り、富士そばは限定メニューが多いうえ、店舗ごとにトッピングの差も大きく、メニュー選びが難しい！ なので、どの店にも必ずある基本のメニューから選んでいくのがセオリーです。**「かけそば」を基準に、トッピングで必要な栄養素をプラス**していきましょう。例えば、シンプルなかけそばに、たんぱく質の多い天ぷらなどのおかずを追加し、さらにアンチエイジングやむくみ対策として、わかめやほうれん草を組み合わせる、といった感じです。

トッピングが面倒な人には、富士そばで一番人気の**「特選富士そば」**がおすすめ。きつね、玉子、わかめに加え、カニカマ、揚げ玉、ネギがのっています。カニカマは高たんぱく・低脂質だし、ネギも良いんですが、揚げ玉がのってるのが玉にキズ。揚げ玉は悪い油の塊。栄養素が何も摂れないのに、油だけが足されちゃいます。なので、注文時に「揚げ玉抜き」とお願いすれば優秀な一杯になりますよ。

2

栄養素の底上げ

かけそば+玉子 or きつね

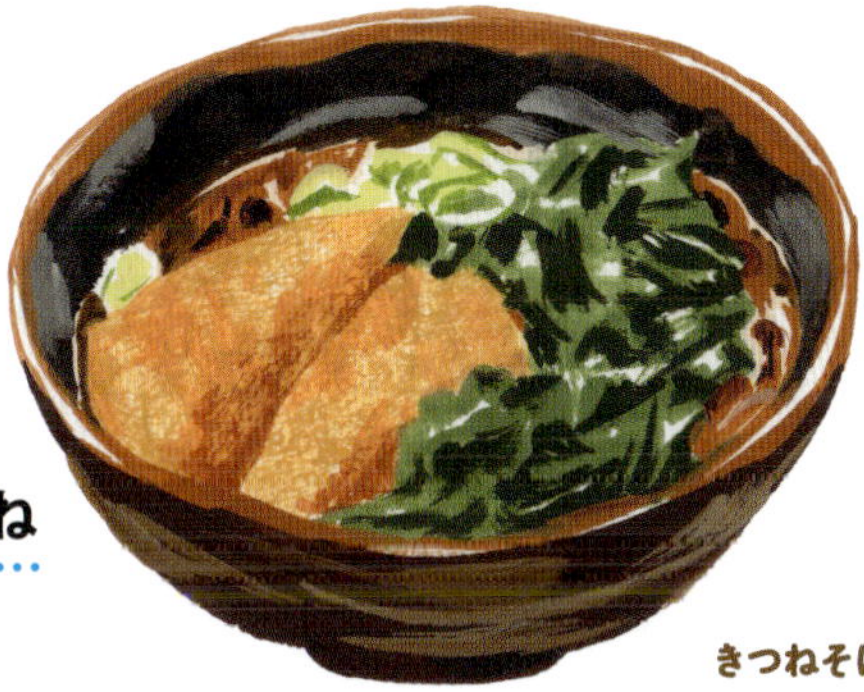

きつねそば

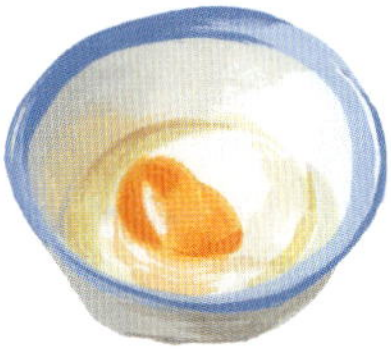

玉子

「玉子」は不足しがちな栄養素の底上げ要員として摂っておいて損はありません。**「きつね」**は豆腐だから良い、というわけではありませんが、他の揚げ物に比べたら全然まとも。きつねと卵とそばのたんぱく質を合わせれば確実に20gに届くと思うので、女性ならこれだけ食べて終わりでもいいでしょう。

3

若返り

かけそば+ほうれん草 or わかめ+たんぱく質

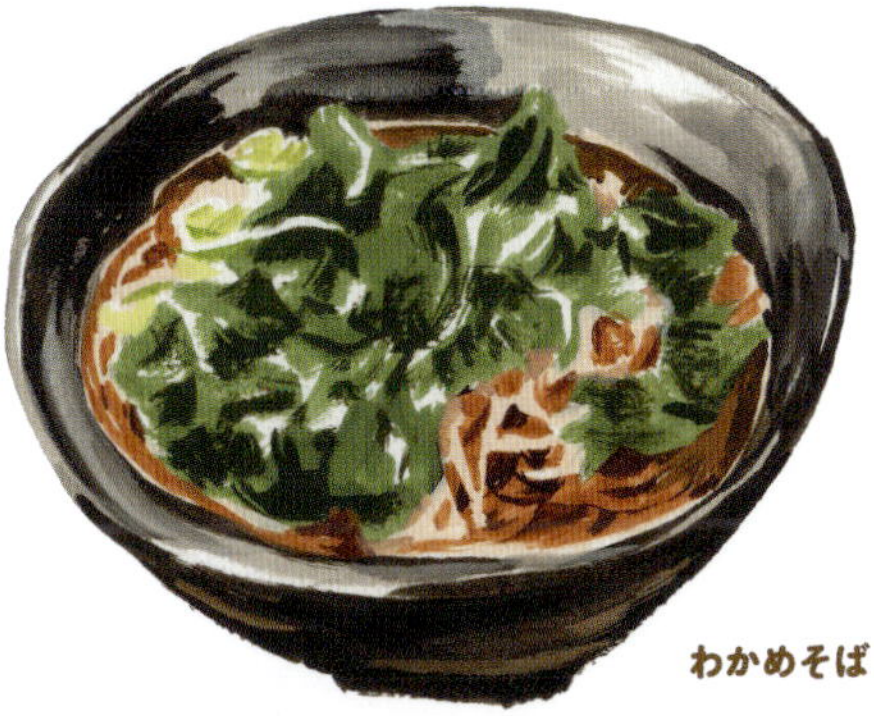

わかめそば

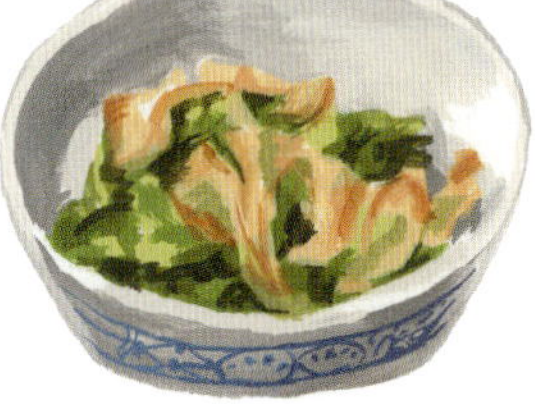

ほうれん草のおひたし

若返りを狙うなら、わかめやほうれん草のおひたしを追加しましょう。ほうれん草に含まれるカリウムは、体内のナトリウム排泄を促すため、むくみの解消に効果的。また腸内環境を整える食物繊維も摂れます。わかめは食物繊維やマグネシウムが豊富で、どちらも便秘の改善に効果的。また、マグネシウムもむくみ改善に◎。マグネシウムは日常生活で摂りづらい栄養素なので、逃さず摂取を！ そして、足りないたんぱく質を補うため、とり天や玉子などのトッピングも忘れずに。

column

\ 富士そばのカレーやかつ丼を /
最小限のリスクで食べるには？

そば屋の隠れ人気メニューといえば、カレーやかつ丼ですよね。富士そばにもセットメニューがたくさんありますが、そもそもそば自体が糖質の多い食べ物。そこにごはんが加わると、さすがに糖質過多になっちゃうので基本はNGです。でも、富士そばでどうしても食べたいなら**「ミニ丼」**にしましょう！

例えば、僕も好きな「ミニかつ丼」。揚げ物なのでよくはないんですが、少なくともたんぱく質は摂れます。これをセットにするなら、そばのトッピングに「とり天」などは追加しないこと。トンカツとそばでたんぱく質は十分。それ以上はカロリーの上乗せになるだけです。ただし、同じミニ丼でも油をたっぷり吸った「かき揚げ丼」は地雷メニューなのでご注意を！

また、カレーも若返りやせには向かないメニュー。でも、そば屋のカレーって旨いんですよね。どうしてもカレーを食べたければ、**そばはやめてカレーのみにして、「とり天」を1個のせる**と、PFCバランス的に悪くないです。

「ミニかつ丼」を頼むなら
「とり天」はなしで！

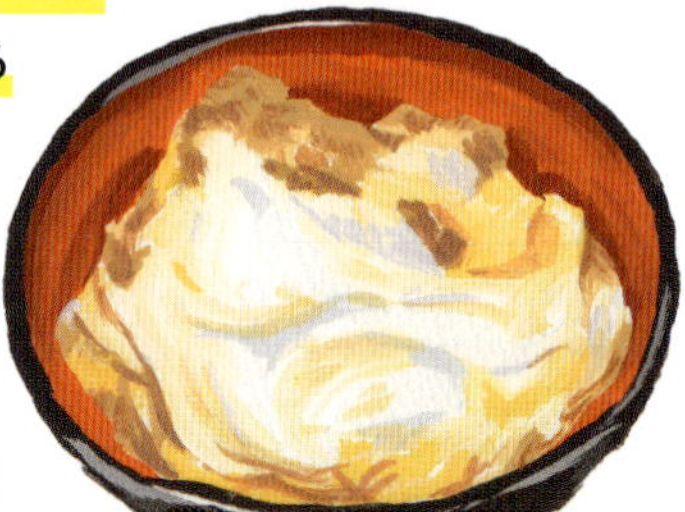

ミニかつ丼

難敵・餃子の王将には知識を総動員して挑もう

餃子の王将 編

餃子の王将（以下・王将）に限らず、そもそも町中華というジャンルはダイエットや若返りには不向きです。基本、油をめちゃくちゃ使ってるから、総じて高カロリーで脂質過多。しかもその脂質の質も悪い！ **良い脂質を摂れない町中華では、いかにして脂質を減らすかが一番の課題です。**

良質な脂質を持つ代表食材はお魚ですが、町中華のメニューのほとんどが肉や揚げ物。つまり、アンチエイジングとは真逆の"老ける油"が多いんです。町中華の海鮮系食材としてはエビやイカがあるものの、これらには脂質がほとんど入っていません。

つまり、**若返りやせに重要な"魚"という必殺技を封じられている**わけです。

ちなみに王将の場合、カロリーを公表していなかったり、店舗別のオリジナルメニューが多かったりと、難関ポイントが各所に散りばめられています。まさに一筋縄にはいかない相手。**持てる知識を総動員して闘いに挑む必要があります。**

ほとんどのメニューが若返りやせには向かない王将ですが、とはいえ、マイナスなことばかり考えてストレスを溜めるのは若返りやせにとっては本末転倒。ここでは、王将のメニューでいかに若返りやせを狙うかについて解説します！

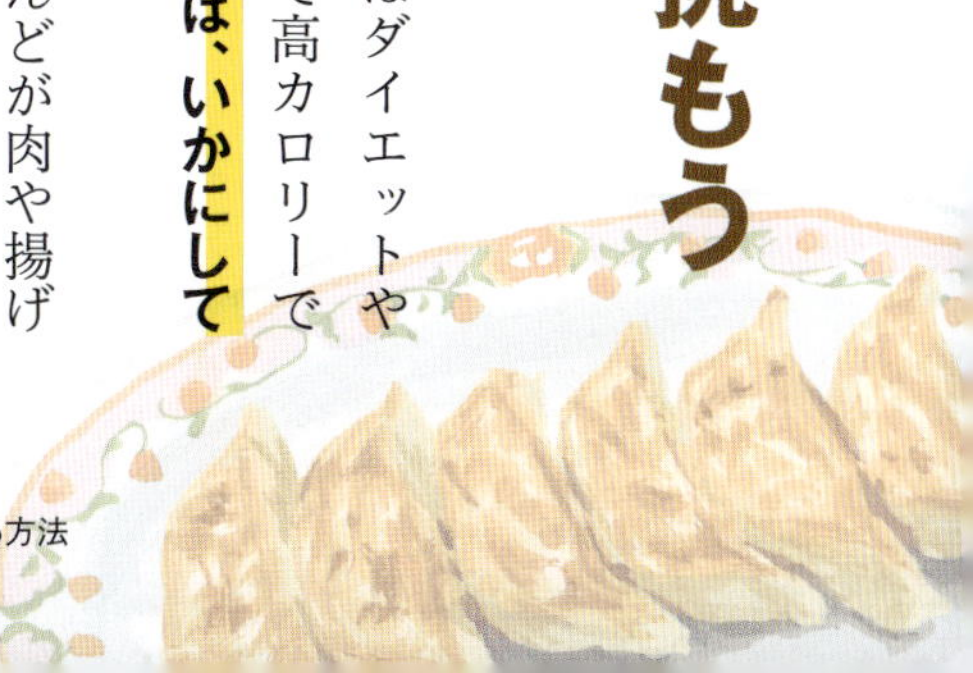

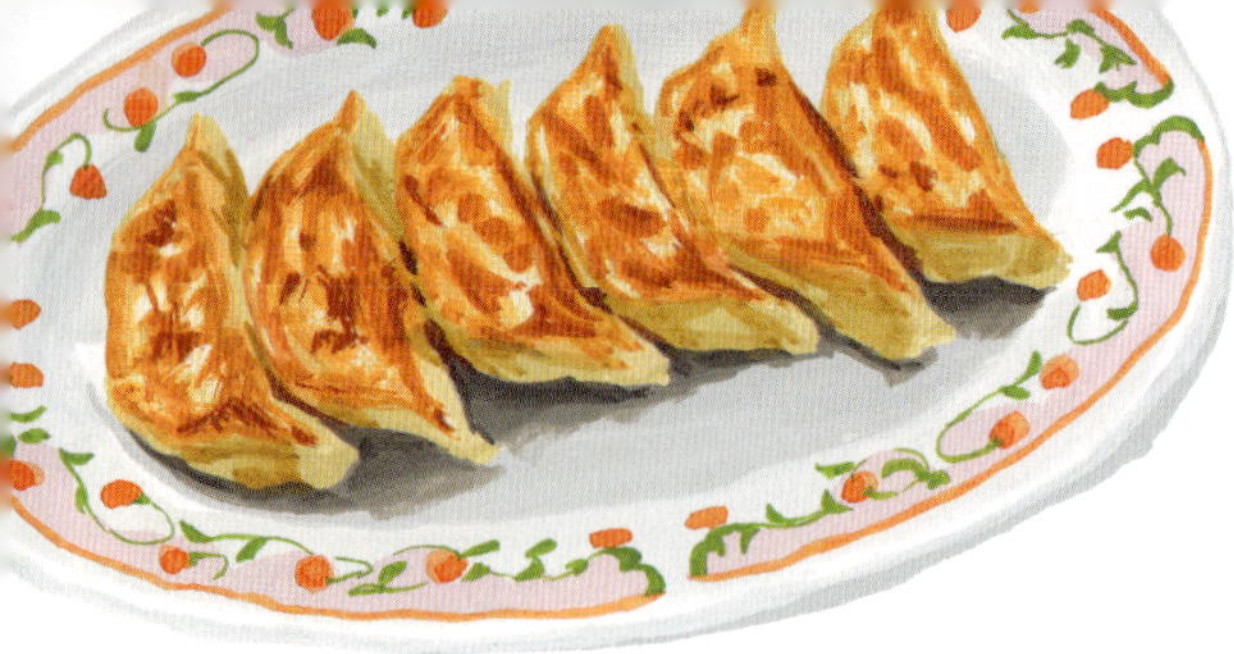

「餃子」は副菜として食べるのが正解

餃子の王将の看板メニューといえば、なんと言っても「餃子」。**一般的な餃子のカロリーは、1個当たり50㎉前後なので、一皿（6個入）だと約300㎉**です。

カロリーはそこまで高くないですが、餃子の弱点は、たんぱく質量の少なさにあります。1個当たり1・5g程度しか入っていないため、6個食べてもたったの9g。たんぱく質は女性だと一食20g以上は摂りたいので、その半分にも及びません。餃子メインの定食（ご飯、スープ付き）にしても、たんぱく質量はせいぜい10g程度。つまり餃子は、副菜として食べるのが正解です。

そこで活用したいのが、ミニサイズの料理たち。王将には、**普通の一皿より量が少ない「ジャストサイズ」と呼ばれるメニューが豊富**に揃っています。実はこれ、ダイエット的には大変優れたシステム。若返りやせにとってストレスは大敵！**食べたいものを少しだけ食べるという選択肢があるのはかなり良いことです**。

「ニラレバ炒め」はもちろん、ダイエット中は手を出すべきじゃない「鶏の唐揚」だって許されるサイズ感（しかも脂質の少ない鶏むね肉なのも◎）。このように、ジャストサイズを駆使することで栄養バランスを整えつつ、満足感を高めてあげると、食事制限によるストレスも回避できて一石二鳥です。

餃子の王将のOKメニュー

OK

迷ったら「棒々鶏」が最強！

王将のメニューの中で、断トツにおすすめなのはズバリ「棒棒鶏」。いわゆる蒸し鶏です。調理で油を使う要素がないため、サラダチキンを食べてるようなもの。高たんぱく・低脂質で、ダイエットにも若返りにも最高です。ただひとつ残念なのが、ゴマだれがかかっている点。けっこうカロリーが高いんですよね。できれば「たれなし」や「別添え」にしてもらうのが吉。ダイエット中に中華を食べたいわけじゃないのに流れで行くことになった、なんて時は**「棒棒鶏」のゴマだれ抜きが最強**と心得ましょう！

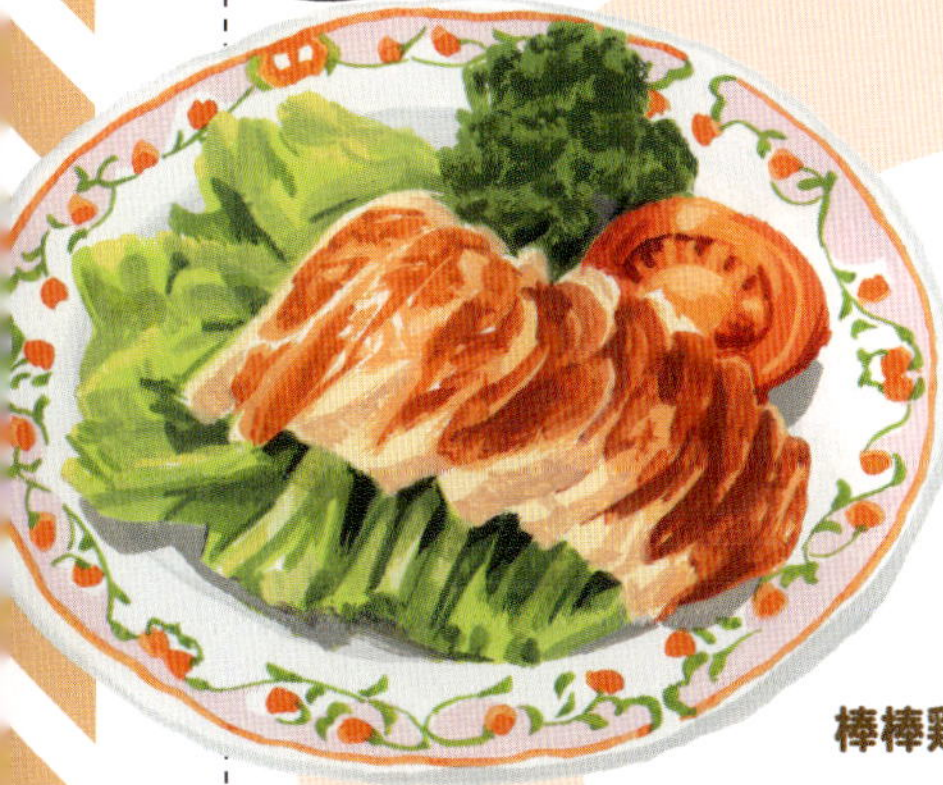

棒棒鶏

レバーのビタミンAで若返る！

一品料理でもうひとつおすすめなのが「ニラレバ炒め」。レバーは高たんぱくなうえ、圧倒的な鉄分とビタミンA量を誇っています。鉄は男女ともに不足しがちな栄養素。鉄不足は倦怠感や顔色の悪さを招くため、老け感が出てしまう原因にも。また、ビタミンAは、アンチエイジング効果の高いビタミンA・C・E（エース）のひとつ。その**ビタミンA含有量ランキングで圧倒的上位に君臨しているのがレバー**です。その含有量は、野菜界で1位のにんじんの10～20倍と、まさにトップ・オブ・トップ。ちなみに、よく美容液などに使われているレチノールもビタミンAの一種。外側からだけでなく体の内側からもアンチエイジングしましょう！

ニラレバ炒め

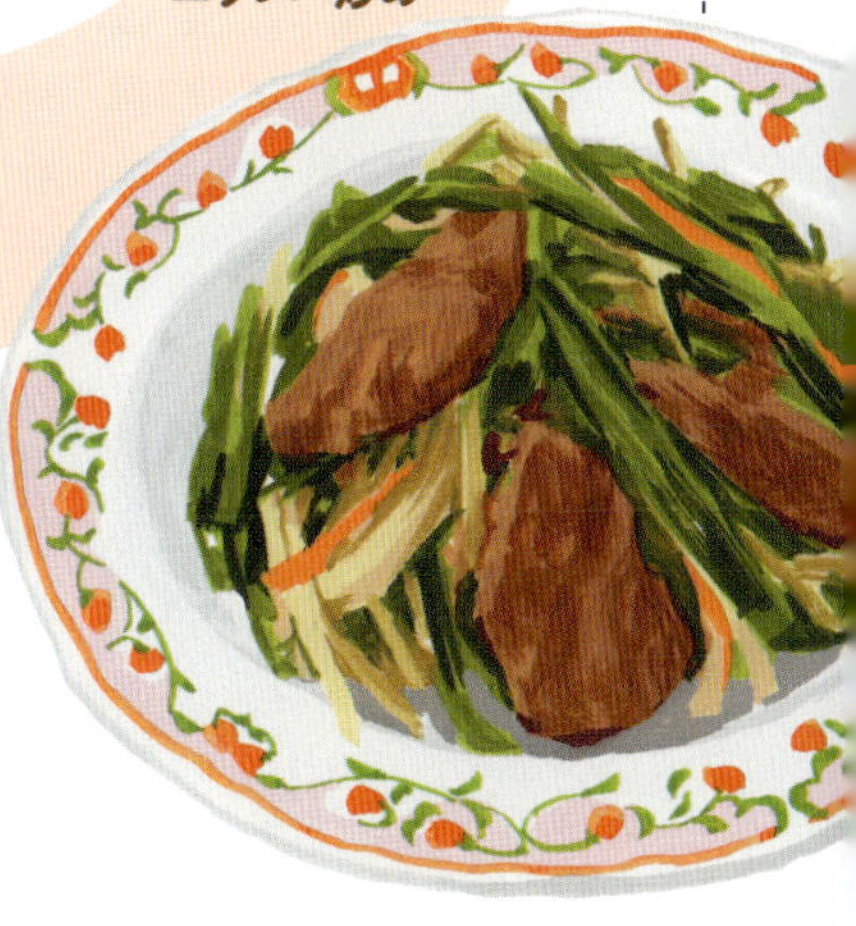

“隠れ油”を含むトラップメニュー

NG

麻婆豆腐

地雷
メニュー

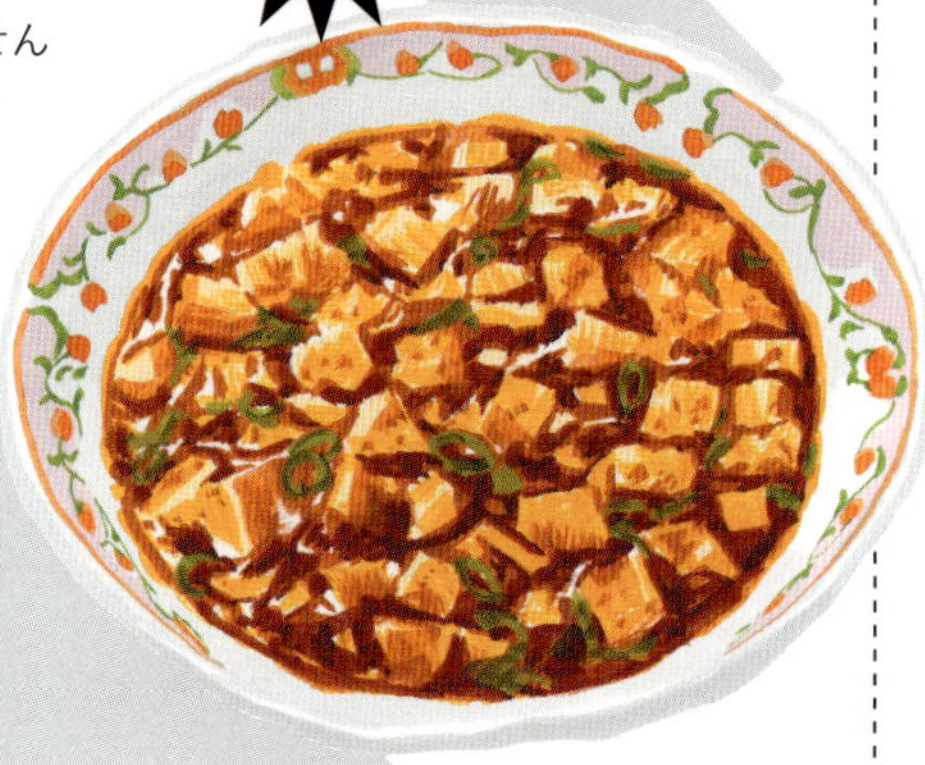

「ダイエット中だからヘルシーに麻婆豆腐にしよう」なんて人もいるかもしれませんが、これはNG。豆腐料理って良いイメージがあるけど、とんでもない！「麻婆豆腐」は油を使ってる量がえげつない。**ラー油が浮き上がっていることからもわかる通り、実はかなり脂っぽい料理**で、豆腐の良さを簡単に打ち消すほどの威力があります。いいもの食べてる風で食べちゃうと、思わぬしっぺ返しを食らいます。

地雷
メニュー

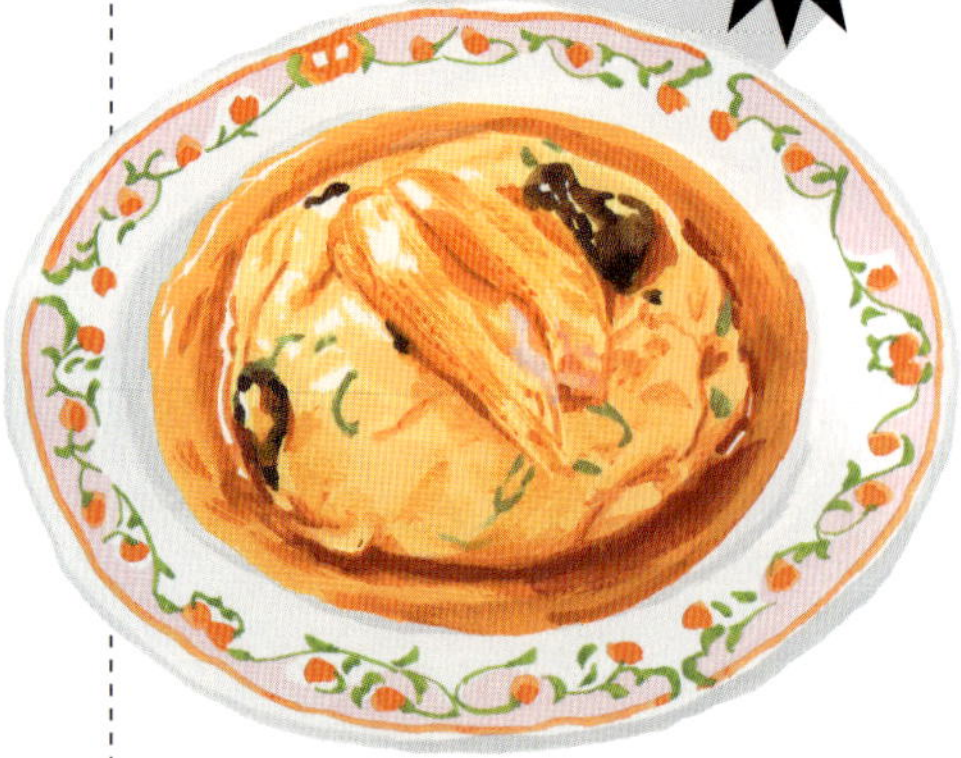

カニ玉

もうひとつのトラップメニューは「カニ玉」。卵は準完全栄養食といわれるほどの良い食材なんですが、これもまた油が思いっきり使われています。卵自体にある程度脂質があるうえ、**油をたくさん吸っていて、栄養バランス的にはかなり脂質が飛び抜けたメニュー**になってます。このカニ玉をチャーハンにぶっかけた「天津炒飯」なんてダブルで悪い！　要注意メニューと言えます。

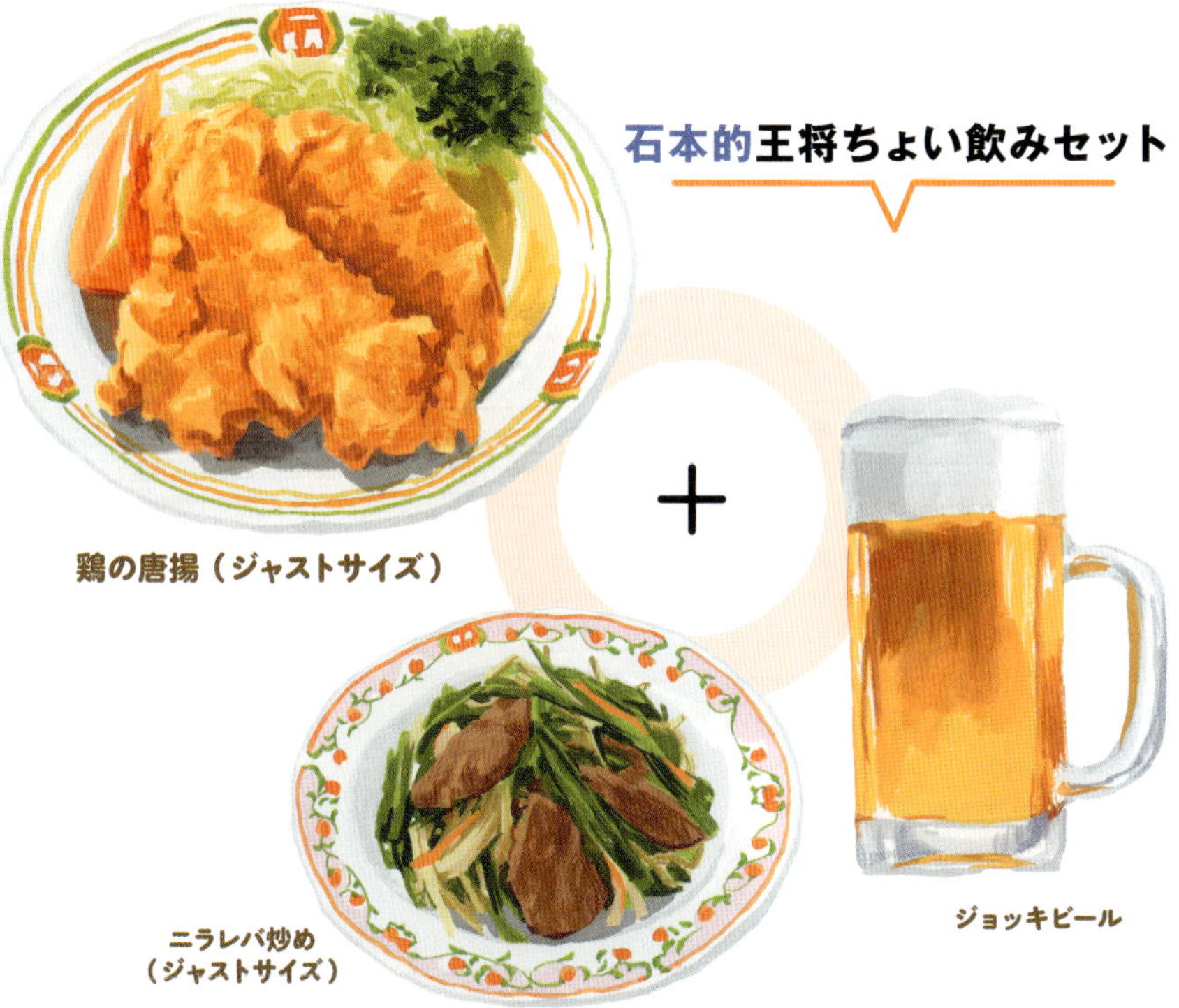
石本的王将ちょい飲みセット
鶏の唐揚（ジャストサイズ）
＋
ニラレバ炒め
（ジャストサイズ）
ジョッキビール

王将での「町中華飲み」の鉄則

最近、〝町中華飲み〟が流行っていますが、ご存知のとおり、餃子の王将もちょい飲みに最適なお店。ジャストサイズの唐揚げ、ニラレバ、ビールの組み合わせだったら、たんぱく質もしっかり摂れるし、ビタミンAも摂れるため、そう悪くありません。町中華の唐揚げって、もも肉で油ギッシュで量も多かったりするので、王将のむね肉を使った唐揚で飲むほうがよっぽど健康的かもしれません。

ただし、**ビールはアルコール＋糖質なので、ごはんはなるべくカットしましょう**。アルコールという無駄なカロリーを摂っている分、どこかで減らさないといけません。ごはんを食べるのをガマンして糖質をカットするのがもっとも無難な選択肢になります。

column

\\ 「チャーハン」は老けメニューNo.1 //
食べたら動くべし！

“チャーハン食べたら歩いて帰る”
をルール化しましょう。
食後ではなく食前でもOK。
体を動かして胃を空っぽにしてから
チャーハンを食べに行くと、
めっちゃ消化が早いですよ！

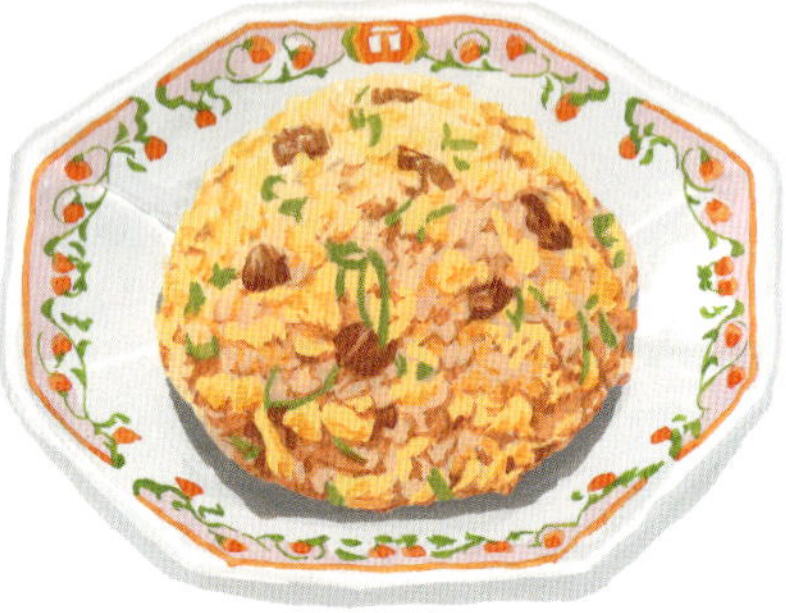

中華の定番であるラーメンとチャーハンは、残念ながらどちらもおすすめできません。でもラーメンがどうしても食べたいなら、「忘れられない中華そば」と「五目そば」なら許容範囲。炭火焼きチャーシューを使った「忘れられない中華そば」は、一般的なチャーシューに比べ脂質が若干抑えられるし、「五目そば」なら野菜が少し摂れます。

そしてチャーハンに関しては……ＯＫ要素を見出せるものが存在しません（笑）。チャーハンは家で作るぶんにはそれほど油を使わないんですが、外食メニューとなると油の量が半端ない！ お米の一粒一粒が油でコーティングされちゃってるので相当ヤバイです。ご飯の量も多いため、脂質だけじゃなく糖質も高く、いわば油と糖の塊を食べてるようなもの。老けるメニューのトップといっても過言ではありません。

「それでも食べたい！」って気持ち、よ〜くわかります。実は僕自身も大好きで、王将に行ったらメニュー表にある「炒飯」を頼んで食べちゃいます。その代わり、**“チャーハンを食べた日は絶対運動する”というのをルール化**。体の中のチャーハン成分の残留をいち早く消化するべく、必ず運動とセットにしています。食べたことを“なかったこと”にはできないけれど、なるべく早く消化することで、ダメージは最小限に抑えられますよ！

PART 6

ファミレスは糖質&脂質を抑え小皿で若返りやせを狙うべし!

ファミリーレストランのセットメニューで突出しがちな栄養素は脂質と糖質。これらをいかに減らし、若返りやせメニューをどう補うかが勝負! 小皿&前菜・おつまみメニューなどの活用法をレクチャーします!

ガスト

サイゼリヤ

大戸屋

ロイヤルホスト

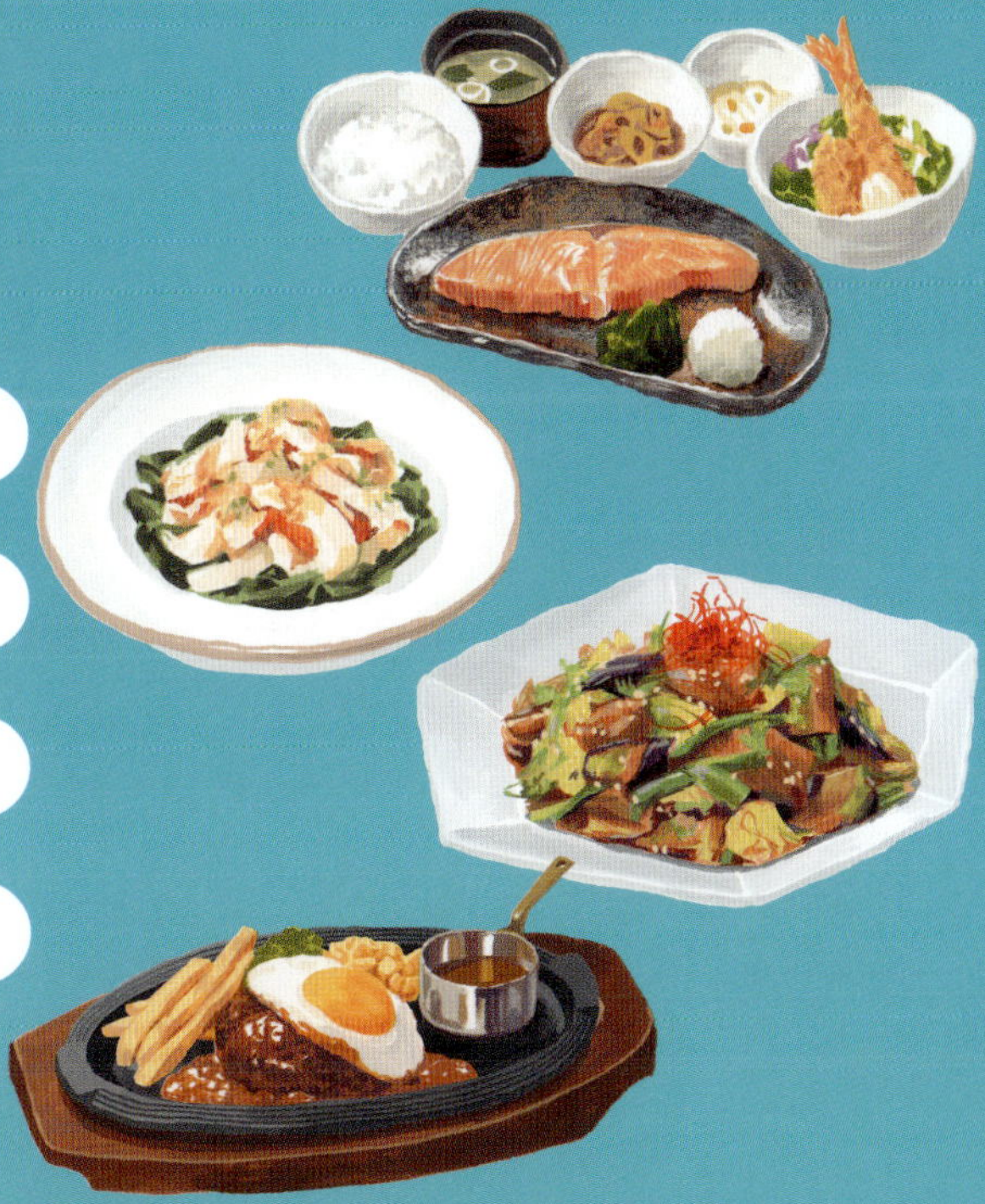

ガスト
編

若返りやせのための完全栄養食に近づける方法とは？

ライス少なめでカロリーをカット

ひとりでもファミリーでも格安で手軽においしい食事が楽しめるガスト。何度もお伝えしている通り、ダイエットで大切なのは三大栄養素のＰＦＣバランスです。しかし、ガストではこのＰＦＣバランスが公表されていません。公表しているのはカロリーと塩分のみなので、**与えられた数少ない情報から、いかにカロリーを抑えつつ、たんぱく質量を満たすメニューに仕上げていくかが基本戦略**となります。

ファミレスのセットメニューで突出しがちな栄養素は、脂質と糖質。このうち糖質は、ライスの量を調節することで簡単に抑えることができます。普通サイズだとカロリーが約２６０㎉のところ、少なめライスにすると約１８０㎉。80㎉ほども浮くため、そのぶんおかずをそこそこ自由に選べます。男性なら普通サイズを選んでもいいけれど、その代わり、おかずは慎重に選びましょう！

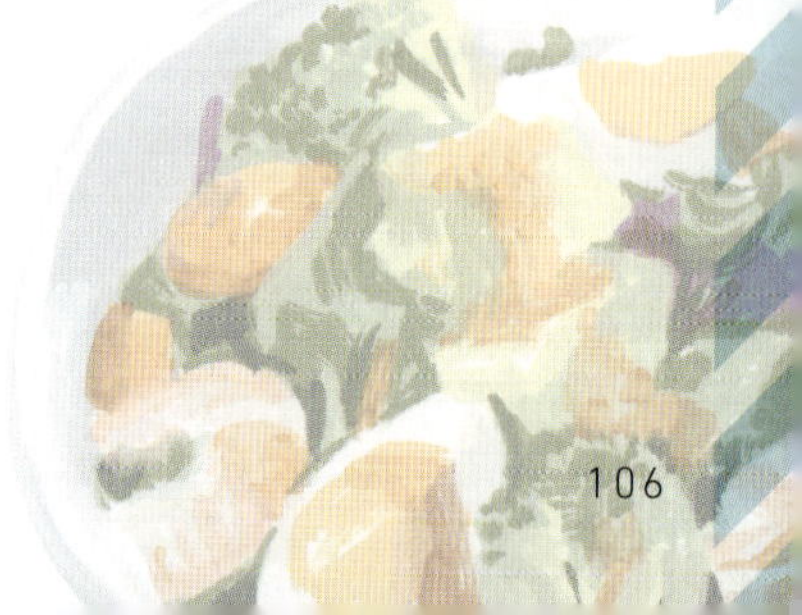

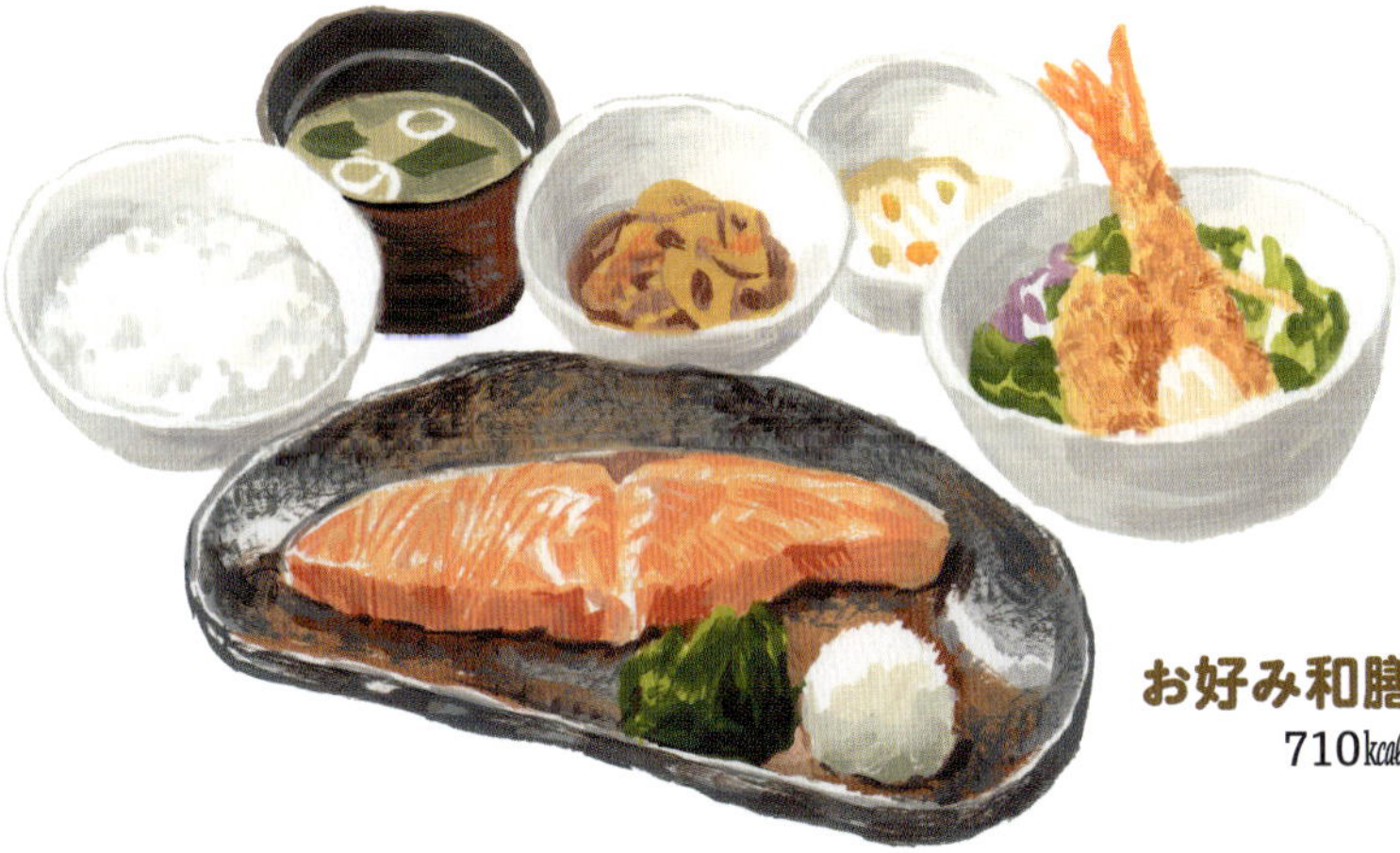

お好み和膳 銀鮭
710kcal

最強メニューはこれ！
若返りやせ的「お好み和膳」の選び方

突然ですがクイズです。おかずが選べる「お好み和膳」。メインは①ミニチーズINハンバーグ、②彩り野菜の黒酢から揚げ、③若鶏のスパイス焼き、④銀鮭の4択ですが、若返りやせ的にOKなのはどれ？

正解は若鶏か銀鮭の2択。ヘルシーな印象の野菜メニューを選んでしまいがちですが、「彩り野菜の黒酢から揚げ」は９００kcal後半でハンバーグとほぼ同じ！　おそらく野菜が素揚げされ、油をめちゃ吸ってるせいかと思います。

イチオシは最も低カロリーな「銀鮭」。鮭には良質な脂質、たんぱく質、抗酸化作用の強いアスタキサンチン、ビタミンDなどが豊富に含まれています。**ビタミンDは歯や骨を強くし、免疫機能を調節する働きもあるので、アンチエイジング的には積極的に摂っておきたい栄養素のひとつ**。一方、筋肉をつけるなどボディメイク重視なら「若鶏のスパイス焼き」がおすすめです。

お客様の声で復活した麺類が優秀！

優秀な麺類は山芋やオクラなど、ねばねば食材が入った「ねばとろサラダうどん」約400kcal。納豆でたんぱく質を足して最強のねばとろにしちゃいましょう！ パスタなら「しらすと九条ネギの出汁醤油」の一択。たんぱく質も摂れるし、オリーブオイルをあまり使わないメニューなので約520kcalとカロリーも低めです。

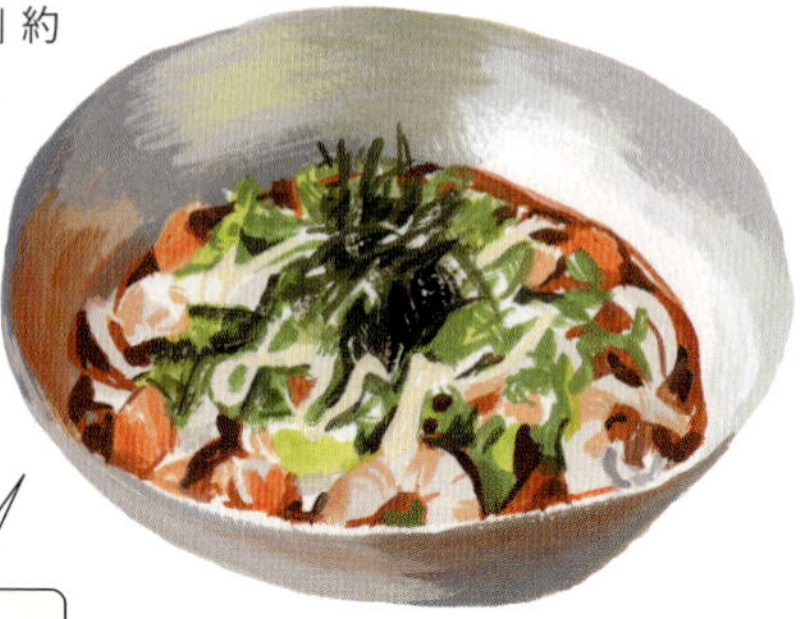

納豆を足しても478kcal

ねばとろサラダうどん

シェア＆小さいサイズを選んで良いとこ取り！

結構便利なのが、小さなおかずシリーズ。高カロリーなパスタもたんぱく質を足せばPFCバランスが良くなるし、ダイエットに不向きなピザも「ちょいピザ マルゲリータ」なら約240kcalと許容範囲。若鶏のグリルやカキフライもあるので、組み合わせ次第で若返りやせ献立が作れます。

家族や友人と出かけてシェアするのも手。「カキフライ」で亜鉛、「海老アボカドとケールのサラダ」で良い脂質とビタミンE、カリウム、「蒸し鶏とケールのサラダ」でたんぱく質補強など、体に良いものを頼んでシェアすれば、完全若返り食も夢じゃない！ デザートもシェアしてカロリーをカットしたいところ。一口二口でも十分、甘欲を満足させることができますよ。

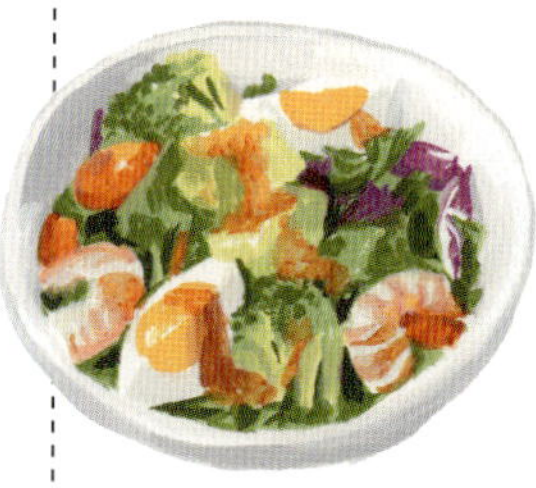

海老アボカドと
ケールのサラダ

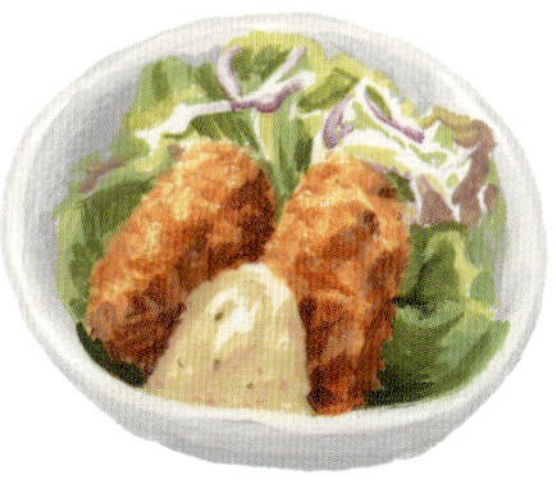

カキフライ

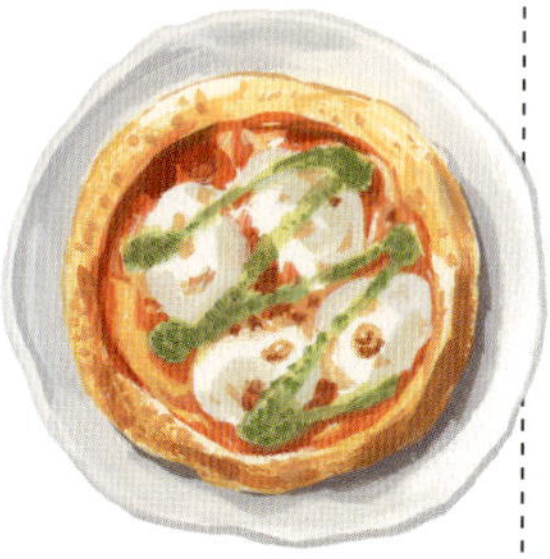

ちょいピザ
マルゲリータ

肉料理はチキンが最強！低糖質を謳ったメニューに気をつけるべし

ガストの肉メニューはハンバーグ、ステーキ、チキンの３種ですが、やはりチキンがベスト。ハンバーグは脂質の多いひき肉だし、ステーキも脂が多そうな印象。ただ、ステーキはたんぱく質がしっかり摂れるため、筋トレしているなら「カットステーキ」も選択肢になります。一方、ハンバーグはどうあがいてもダメ。「チーズＯＮチーズＩＮハンバーグ」はなんと約１０００kcalもあります。おすすめは「ジューシー若鶏グリル 大葉おろし」か「ジューシー若鶏グリル ガーリックソース」（いずれも６００kcal後半でたんぱく質40g台）。カロリーは若干高めですが、皮を剥がせば１００kcalは減らせますよ。

また、若返りやせの強い味方である鶏肉でも、気をつけたいメニューが「レモンチキンソテー」。レモン、チキン、ソテーというワードに加え、管理栄養士さん考案の低糖質メニューなので飛びつきたくなりますが、**低糖質を全面に押し出したメニューは意外と脂質が多いもの**。というのも糖質を低くし、良い味に仕上げるには油に頼らざるを得ないから。糖質を抑える代わり、バターやマヨネーズを使いたい放題ということもあるので、低糖質を謳ったメニューには要注意です。

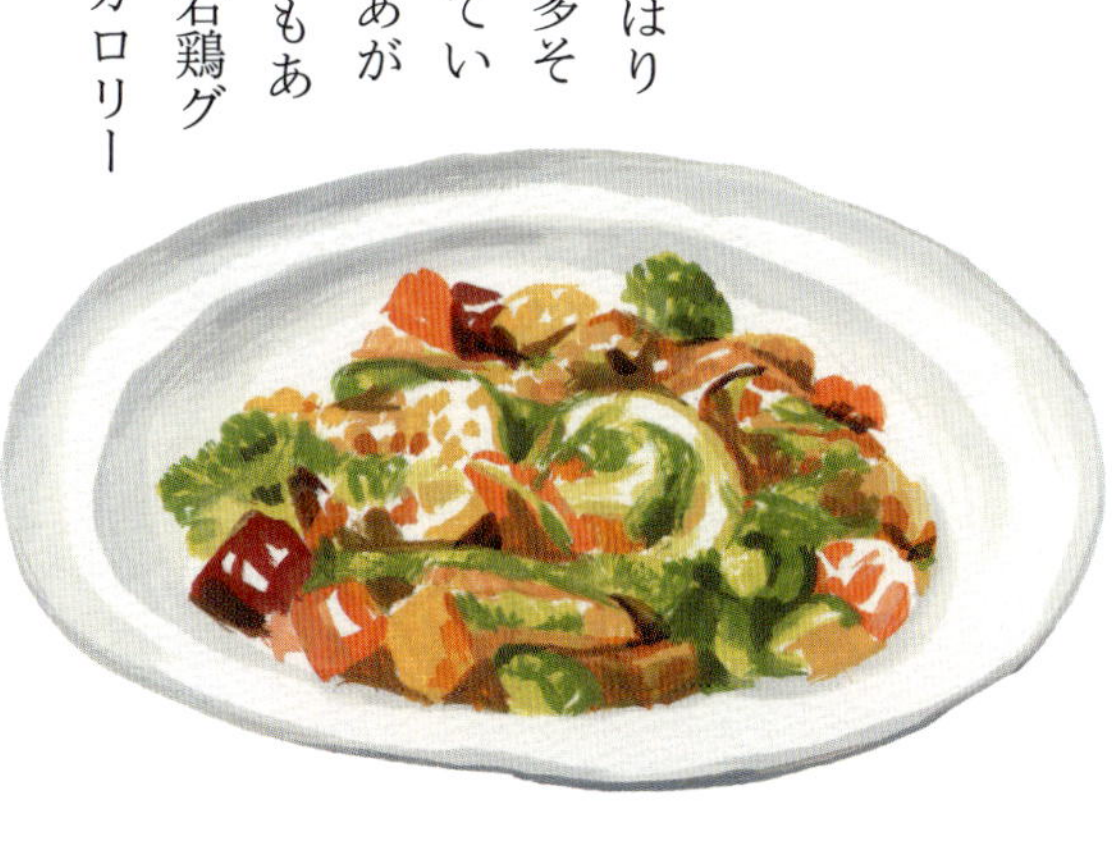

レモンチキンソテー バジルソース
715kcal Ⓟ42.8g Ⓒ12.1g

若返りやせする
ちょい足しメニュー3選

一食あたりに必要なたんぱく質量は女性20g以上、男性30g前後。ライスを少なめにして浮いたカロリーをたんぱく質摂取に充てると、PFCバランスが整いやすくなります。

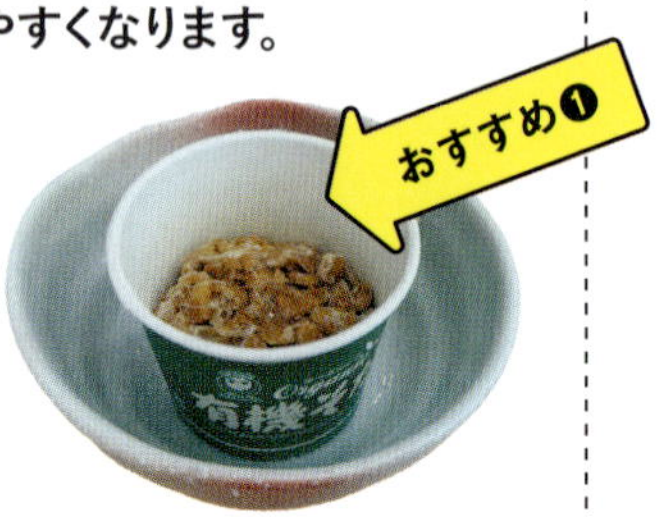

納豆

最強なのが「納豆」（約75kcal）。たんぱく質、食物繊維が摂れ、腸内環境改善にも効果的。**普通のライスを少なめライス+納豆に変える。こういった小さな積み重ねが、10年後20年後の姿に響いてくるもの**。「あの時ガストで納豆に変えておけば……」と将来後悔しないためにも、ごはん少なめ、納豆追加が激押し！

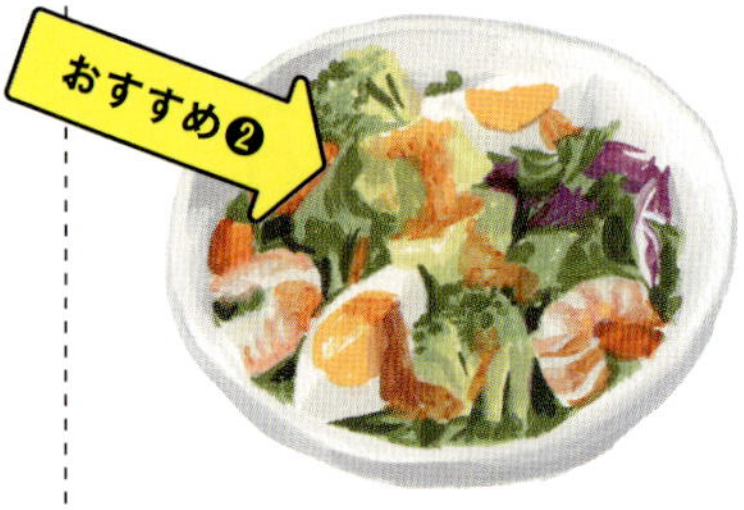

海老アボカドとケールのサラダ〈S〉

ガチダイエット中はLサイズのサラダにパン1個がおすすめ

ダイエッターの味方・蒸し鶏を使った「蒸し鶏とケールのサラダ〈S〉」or「海老アボカドとケールのサラダ〈S〉」。海老は高たんぱく・低脂質なサラダチキンの下位互換的な存在。アボカドに含まれるカリウムには塩分を排出してむくみを予防する働きも。**外食では塩分過多になりがちなので、カリウムをしっかり摂っておくことが重要なポイント！** さらにビタミンEや良質な脂質も含まれています。ただしSサイズは量が少ないので過信は禁物ですよ。

アンチエイジングには亜鉛！

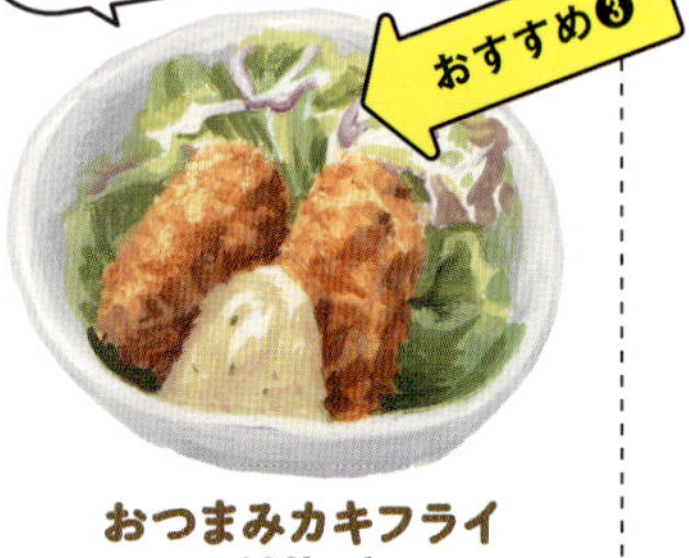

おつまみカキフライ
188kcal

アンチエイジングには「カキフライ」が◎。牡蠣は亜鉛の含有量でぶっちぎりのNo.1食材。**亜鉛は300種以上の酵素の働きに関与する必須ミネラルで、たんぱく質の合成や抗酸化作用の活性化にも関わります**。男女ともに不足しがちなため、摂っておきたい栄養素。ただ、カキフライはたんぱく質が少なく、揚げ物なので、ダイエット的にはあまりおすすめできません。しかし、それを補う亜鉛の破壊力で上位にランクイン！　付属のソースは全部食べ切らないのが吉。

サイゼリヤ編

イタリアンは脂質過多に要注意！ 小皿で若返りやせを叶えよう

野菜よりたんぱく質ファースト

　サイゼリヤも栄養成分を公表していないため、栄養知識がないと若返りやせの効果を出すのが難しい！　カロリーを抑えても必要な栄養素が摂れなければ、若返りどころかどんどん老けてやつれてしまうので、バランス良く食べることが大切です。

　しかし、外食で完璧な栄養摂取なんてぶっちゃけ無理な話。本書で何度も書いているように、**外食で重視すべきは「たんぱく質をしっかり摂ること」**。たんぱく質を意識的に摂ることは、見た目の美しさ、健やかで生き生きとした体づくりにも大切な役割を担っています。

　メニュー選びに迷ったら、魚か鶏肉を選べばＯＫ。魚はダイエットと若々しさを両立できる優秀食材です。鶏肉は脂質の少ない胸肉やささみがベストですが、もも肉も皮をはがせば簡単に脂質を減らせます。野菜は若返りやせに不可欠ですが、それはたんぱく質が摂れたあとの話。野菜メインで食べちゃうとたんぱく質不足を招いて老けやすくなります！　**たんぱく質を確保してからビタミンや食物繊維を摂る。この順番を忘れないようにしましょう。**

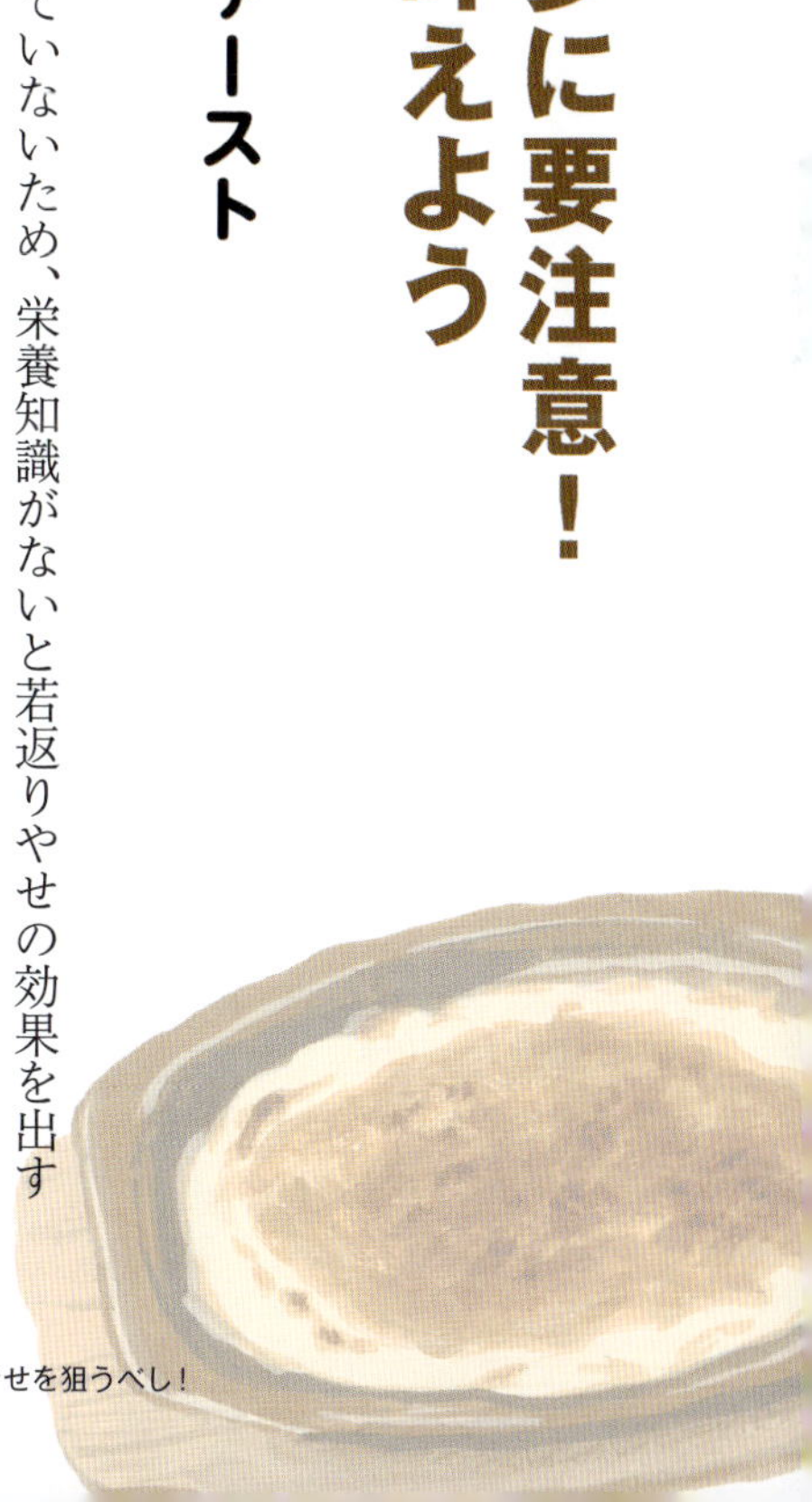

肉料理は何を選ぶ？

最強のメイン料理 攻略法

★やっぱり優秀！ 鶏肉メニュー

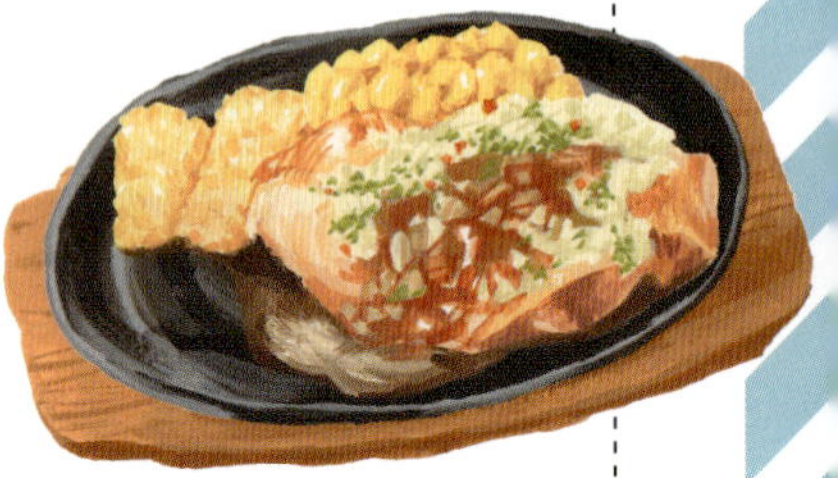

若鶏のディアボラ風
654kcal

肉料理にはハンバーグ、鶏肉、ラム肉がありますが、NGなのは脂質の高いハンバーグ。鶏肉では野菜ペーストをかけた「若鶏のディアボラ風」がイチオシ。鶏肉の皮とポテトを残せば500kcal以下、たんぱく質20g超えに。小ライスをつければバランス的にもバッチリ！「柔らかチキンのチーズ焼き」（約750kcal）もありますが、チーズは発酵食品でたんぱく質も摂れるものの、脂質が高いのでダイエットには要注意。

★栄養バランスはラムが最強！

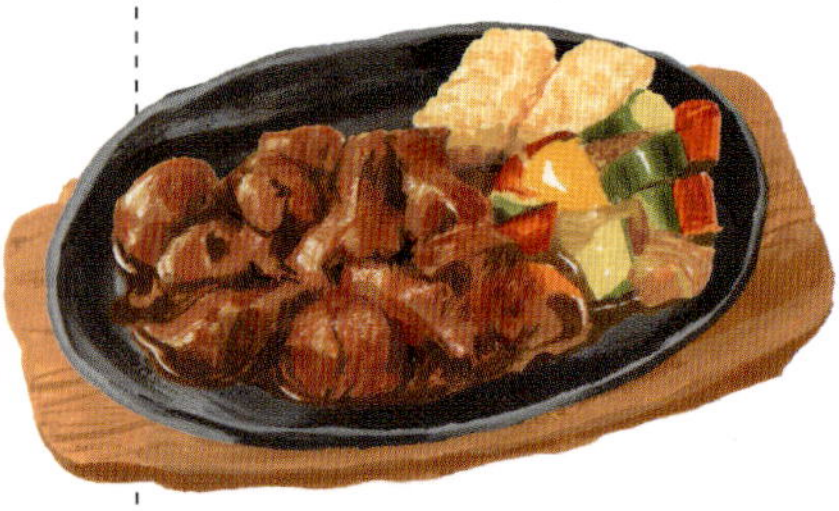

ラムと野菜のグリル
448kcal

チキンよりさらに低カロリーなのは「ラムと野菜のグリル」。ラムの中でも脂身の少ない部位が使われていると思われ、牛もも肉感覚で食べられます。栄養バランス的にも、メイン料理の中ではおそらくトップ。でも羊肉が苦手な人は無理せずチキンで大丈夫。**ダイエットではおいしく満足度の高い食事を楽しむことも大切**ですよ！

★不動の人気「ミラノ風ドリア」は食べていい？

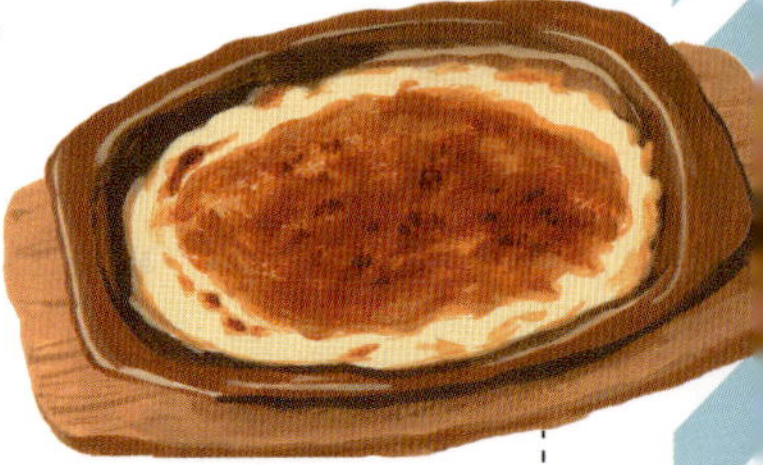

ミラノ風ドリア
547kcal

不動の人気メニュー「ミラノ風ドリア」はホワイトソース、ミートソース、粉チーズが使われ、カロリーが高め。ただ特筆すべき栄養素がないものの、たんぱく質はギリギリ20gに届きそう。**ダイエット優先の女性なら、これ一品だけでもいいかも。男性はたんぱく質が足りないので「蒸し鶏の香味ソース」など小皿でたんぱく質をちょい足し**しましょう。半熟卵をのせたミラノ風ドリアもありますが、卵はたんぱく質だけでなく脂質も多め。脂質の上乗せはやめておきましょう！

おすすめのイタリアンメニューは？過度のオリーブオイルは太るだけ

イタリアン系ファミレスなのでピザやパスタメニューが充実していますが、残念ながらピザは脂質の多いチーズがたっぷり使われているので全般的にNG。パスタは「小エビのタラコソース」や「イカの墨入りセピアソース」など、比較的カロリーが低いものを選びましょう。エビやイカは高たんぱく・低脂質。パスタに入っている小麦たんぱくと合わせれば、たんぱく質20gはいくと思います。

クリーム系はもちろん、オイル系パスタもNG。オリーブオイルは健康に良い栄養素が含まれますが、多く摂るほど健康になるわけではなく、摂り過ぎればただ太るだけ。**健康効果とダイエットは必ずしも両立するものではない**と認識しておきましょう。例えば「ペペロンチーノ」はカロリーの多くをオイルの脂質が占めています。サイゼリヤでは自由に使えるオリーブオイルもありますが、むやみに〝追いオリーブオイル〟するのは厳禁！　ただでさえ脂質の高いピザやパスタにかけちゃうと、健康効果どころか脂質マシマシになっちゃいますよ。

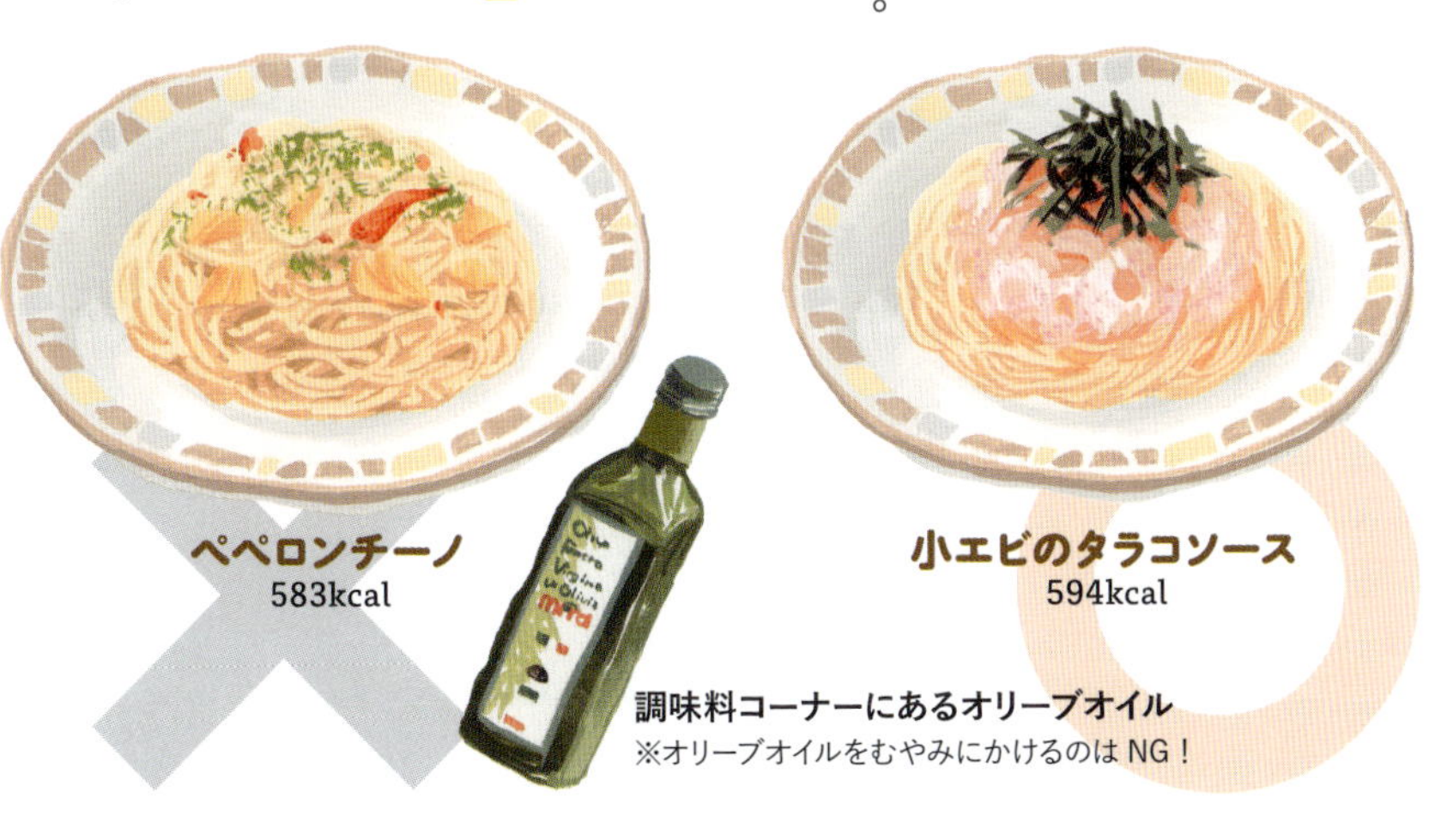

ペペロンチーノ
583kcal

小エビのタラコソース
594kcal

調味料コーナーにあるオリーブオイル
※オリーブオイルをむやみにかけるのはNG！

ちょい足しにおすすめ！

たんぱく質小皿＆若返りサラダ

サイゼリヤは前菜・おつまみが充実！ 好きなメニューにプラスしたり、小皿だけで組み合わせて、若返りやせメニューにカスタマイズしちゃいましょう。

★たんぱく質を補給できる小皿

「蒸し鶏の香味ソース」は食べたいメニューにプラスするのに便利。またラム肉メニューの「アロスティチーニ」は脂身が少なく、結構良いたんぱく源。これは量が少ないので効果は微妙ですが、**ラム肉に含まれるＬカルニチンは脂肪燃焼を促す**と言われています。「小エビのカクテル」は若返りやせメニューの一つ！ エビは高たんぱく・低脂質で、わかめの食物繊維も摂れますよ。

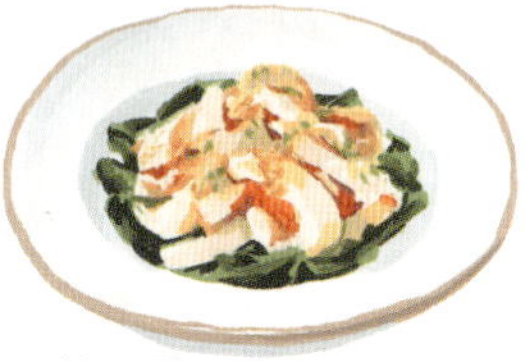

蒸し鶏の香味ソース
152kcal

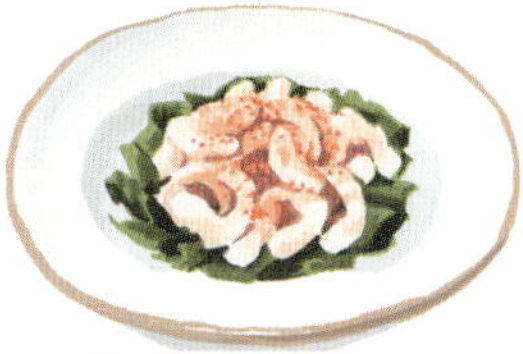

小エビのカクテル
125kcal

デザートは200kcal以内に

外食のデザートは栄養素にこだわってもそこまで違いがないので、カロリーとおいしさで選ぼう。カロリーは200kcal以内が目安。サイゼリヤのデザートは優秀で、全体的にカロリー控えめ。イチオシは「イタリアンジェラート」。約120kcalとは思えないほど濃厚でめちゃ旨い！ コーヒーゼリーのセットでも165kcalほどと低カロリー。

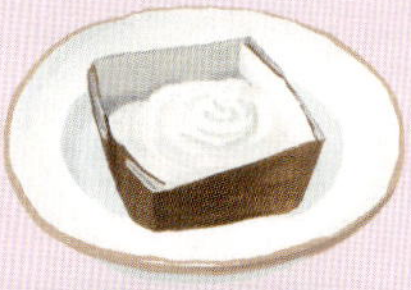

イタリアンジェラート
121kcal

★若返りサラダ

若返りやせの追加の一品に最強なのが「爽やかにんじんサラダ」。**にんじんは野菜界でぶっちぎりのビタミンＡ含有量を誇り、肌を含む細胞レベルの若見えをサポート**。葉もの野菜の栄養素なんて焼け石に水程度なので、にんじんを食べておいたほうが絶対にいい！「わかめのサラダ」も優秀。**わかめは食物繊維やマグネシウムを含み、腸内環境の改善やむくみ対策にも◎**。サラダだからどれを食べても体にいいだろうと、適当に選ぶのはNG！

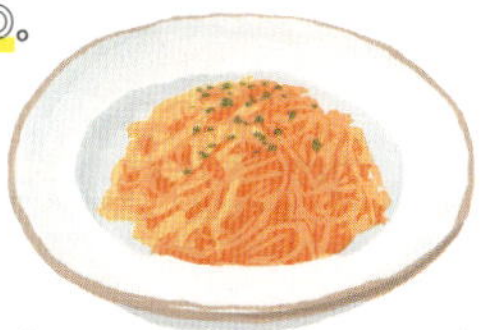

爽やかにんじんサラダ
92kcal

column

豆知識

＼破格のテーブルワインも飲みたい！／

太りにくいお酒との付き合い方

テーブルワイン デカンタ 250ml
蒸し鶏やラム肉とにんじんサラダで最強おつまみセット

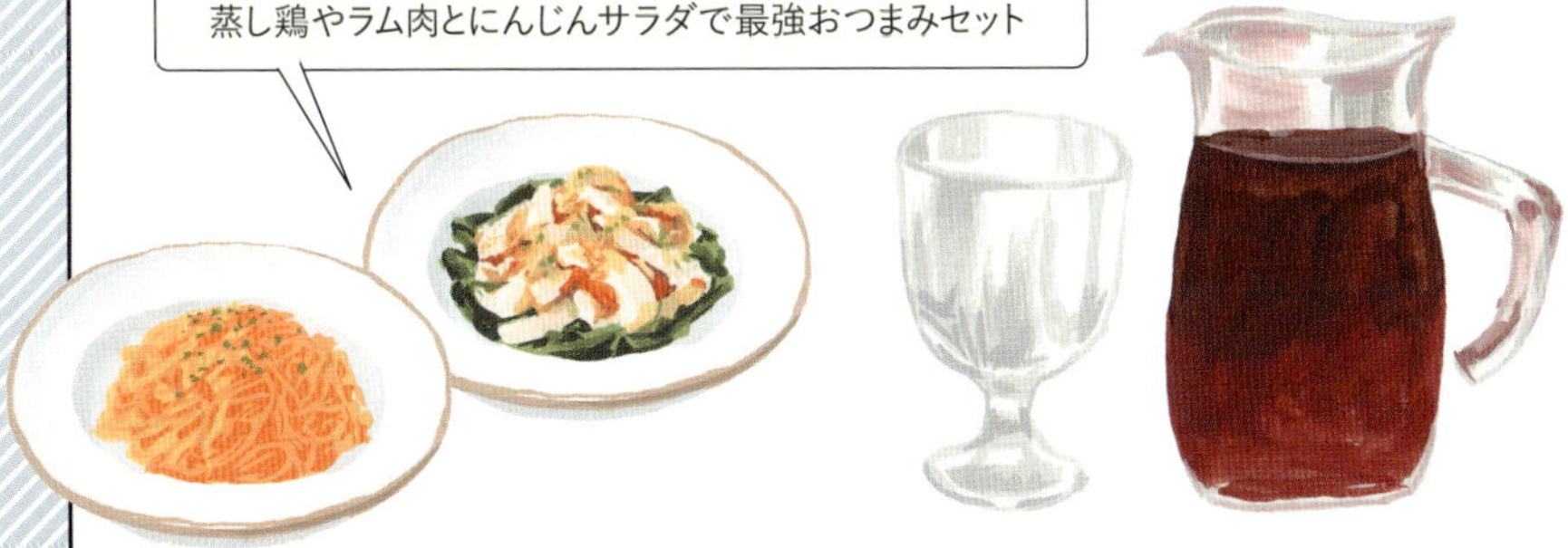

ワインが格安でちょい飲みに使う人も多いですよね。基本的にダイエット中の過度なお酒はNGですが、どうしても飲みたい場合はダメージの少ない飲み方に徹しましょう。**ワインはアルコール＋糖質なので、飲むなら糖質は控え目に**。つまりパスタやパン、ライスは食べず（スイーツもダメ）、おつまみにはお肉やサラダを。もちろん、たんぱく質は必須。お酒を飲むからには脂質の多い辛味チキンなどもやめて、高たんぱく・低脂質なものがベストです。若返り要素にはやっぱり「爽やかにんじんサラダ」が最強。これだけでビタミンAはしっかり摂れるため、若返りはもらったようなもん。アルコールは老化を加速させる一因にもなるため、飲むなら是が非でも摂っておきたい一品です。
お酒を飲むという甘えを許してるわけだから、おつまみは甘えずストイックに。そうすればワインのデカンタ小サイズ（250ml）くらいなら、たまには楽しんでもいいでしょう。

太りにくいメニュー選びで上手に息抜きしながら、ダイエットを楽しく継続させていきましょう！

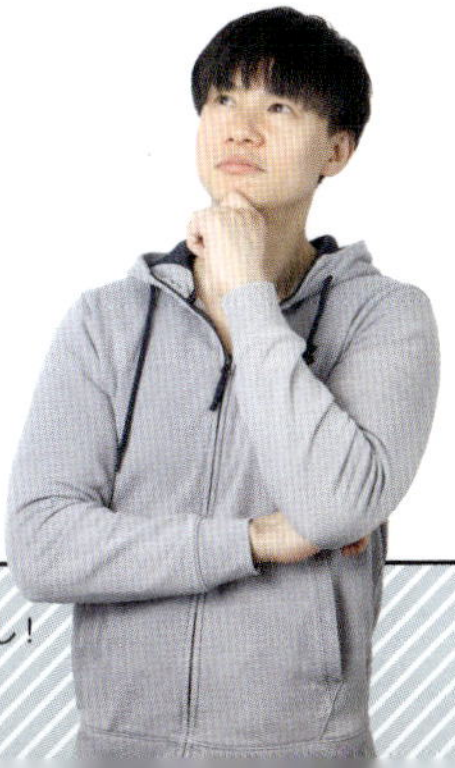

大戸屋 編

定食は若返りやせに向いている？ベスト3&ワースト3の定食メニューを発表

常時30種類以上の定食を揃える定食チェーンの大戸屋。おひとりさまからファミリー層まで幅広い世代に人気で、バランスの良さそうな定食から自在にカスタマイズできるサイドメニューまで揃っています。それだけにどれにしようか悩みがち。そこで若返りやせメニューのベスト3&ワースト3をご紹介していきましょう。

ベスト3発表！ 若返りやせのNo.1メニューは栄養素が詰まった優秀な丼めし！

まずは、ベスト3を発表！ 最も優秀なメニューは「大戸屋ばくだん丼」です。まぐろ、納豆、卵が入り、たんぱく質が30g弱も摂れるうえ、脂質は約13g。オ

P たんぱく質　F 脂質　C 炭水化物（糖質＋食物繊維）

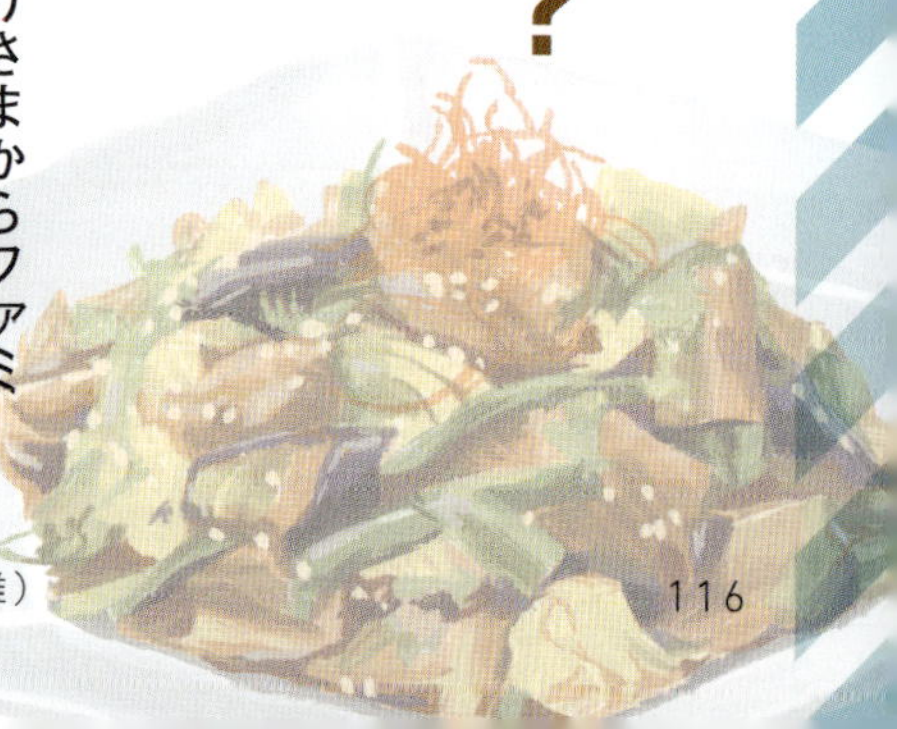

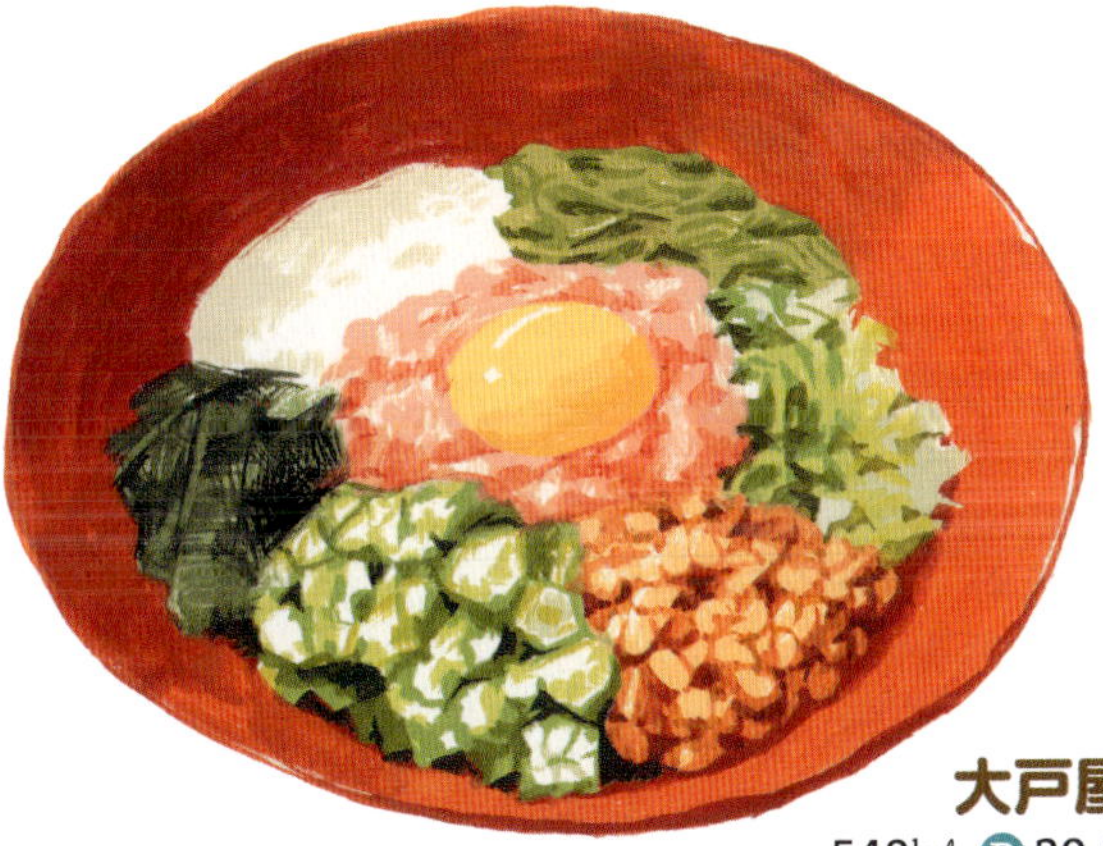

BEST 1

大戸屋ばくだん丼

549kcal Ⓟ29.3g Ⓕ12.7g Ⓒ76.1g

クラやとろろなどのネバネバ系、海苔やめかぶといった海藻類も摂れて、カロリーは約５５０kcal（五穀ご飯を選んだ場合）。これ一食ですべて揃っちゃうと言っても過言ではないほど、めちゃくちゃ優秀なメニューです。

欲を言えば、良質な脂質だけがちょっと足りない。マグロの赤身ではなくサバだったら、ＤＨＡやＥＰＡなどの良質な脂質がもっと期待できたかも。でも、全体の味のバランスが悪くなっちゃうので、この料理はやはりサバよりマグロで正解ですよね。

特筆すべき若返りやせ食材は、納豆、卵、オクラの3つ。発酵食品の納豆は、食物繊維も豊富で腸の健康を保ち、美肌にも役立ちます。卵は何度もお伝えしている通り準完全栄養食で、栄養バランスの底上げに役立ちます。そして、卵で摂れない食物繊維やビタミンＣを補えるのがオクラ。オクラのネバネバの正体はペクチンなどの水溶性食物繊維で、整腸作用を促し、便秘予防にも役立ちます。

ちなみに、とろろやめかぶのネバネバも水溶性食物繊維。納豆、オクラ、とろろ、めかぶなど、ネバネバ食材がてんこもりの「大戸屋ばくだん丼」。ダイエットやボディメイク、若返りにも、問答無用のナンバー１メニューと言えます。

健康・美容効果を狙うなら　「さばの炭火焼き」定食

BEST 2

サバをはじめとした**青魚は、DHAやEPAなどオメガ3系の脂肪酸の含有量が高く、血液をサラサラにするなど血管の健康維持に役立ちます**。また、**老化の原因となる体内の炎症を防ぐなど美容効果も高く、若返りやせには積極的に摂りたい脂質です**。

この定食は脂質もたんぱく質も多く、カロリーも高いですが、青魚は週2～3回摂るだけでも健康効果があり、一度摂取した良い栄養は2～3日持続。普段から青魚を食べてない人はガッツリいっちゃいましょう。カロリーを抑えるなら、サイドメニューの「ミニさばの炭火焼き」が約250kcal、たんぱく質約22g、脂質約16gでめちゃくちゃ優秀。オリジナル定食を作れば若返りやせ定食に！

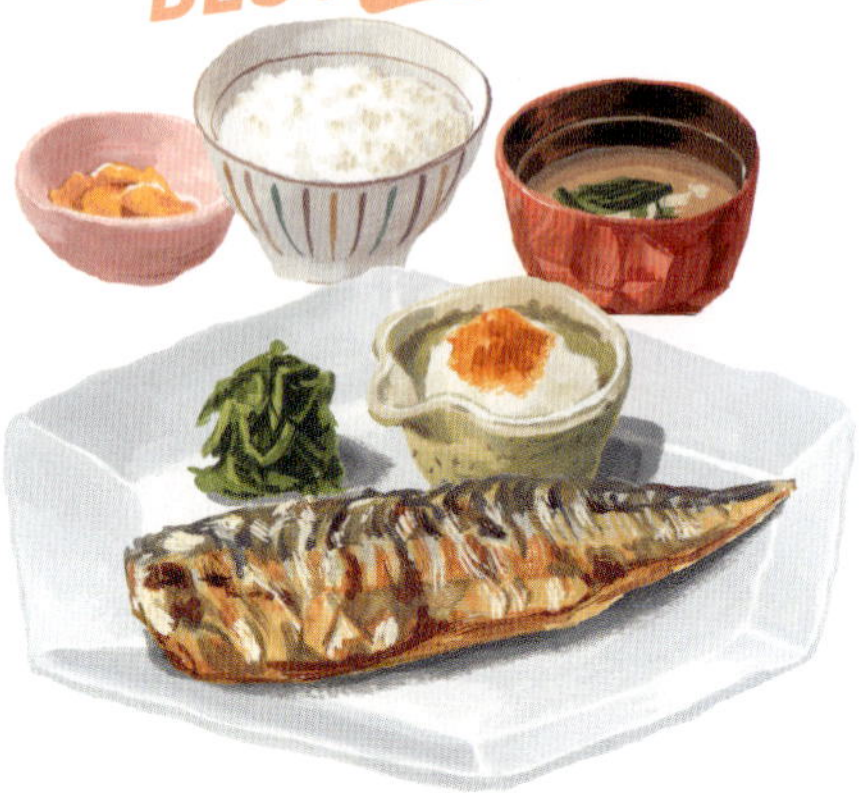

さばの炭火焼き

855kcal　P 52.2g　F 36.5g　C 71.3g

BEST 3

「青魚は苦手……」という人は　これで代用！

「サバは健康に良いのはわかるけど、苦手で気が進まない……」という人は無理に青魚にこだわらなくてもOK！　なぜなら**鯛も白身魚なのに、さばと同様に良質な脂質がしっかり含まれている**から。さらに「さばの炭火焼き定食」より低カロリーで、むくみの原因となる塩分も約4gと外食にしてはマシなほう。鯛をおいしく食べて、若々しく健康になっちゃいましょう！

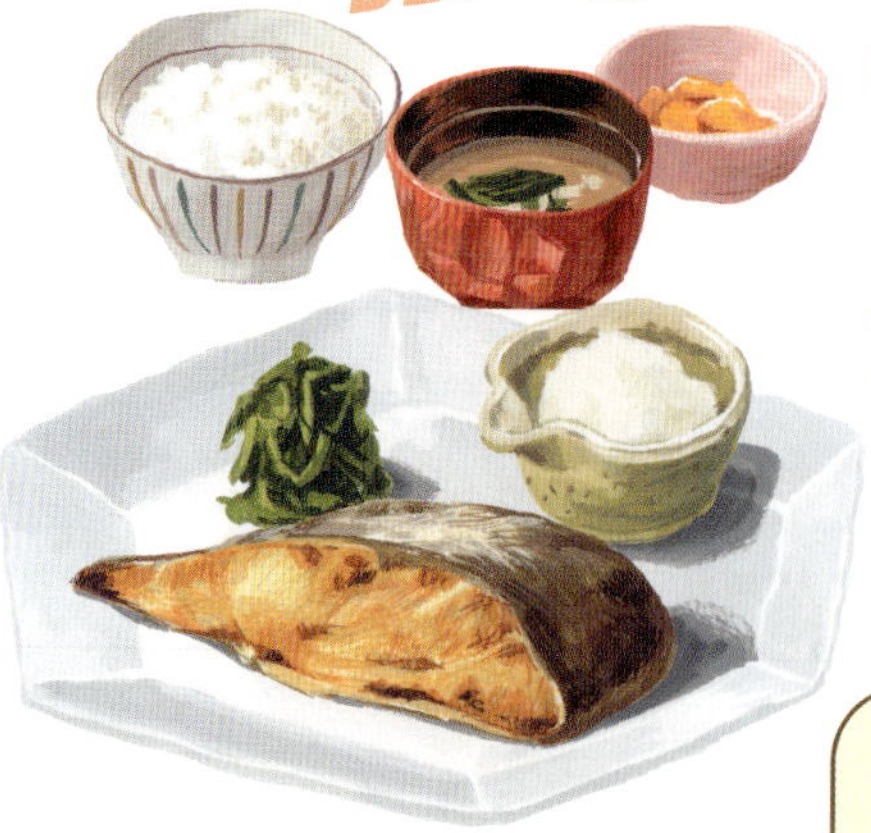

沖目鯛の醤油こうじ漬け炭火焼き

621kcal　P 37.5g　F 16.9g　C 74.7g

Point!

定食はどうしても塩分が高くなりがち。健康被害やむくみの原因にもなるので、摂り過ぎたと思ったら早めの対処を。カリウムの多い無調整豆乳やトマトジュースを積極的に摂るのもおすすめ！

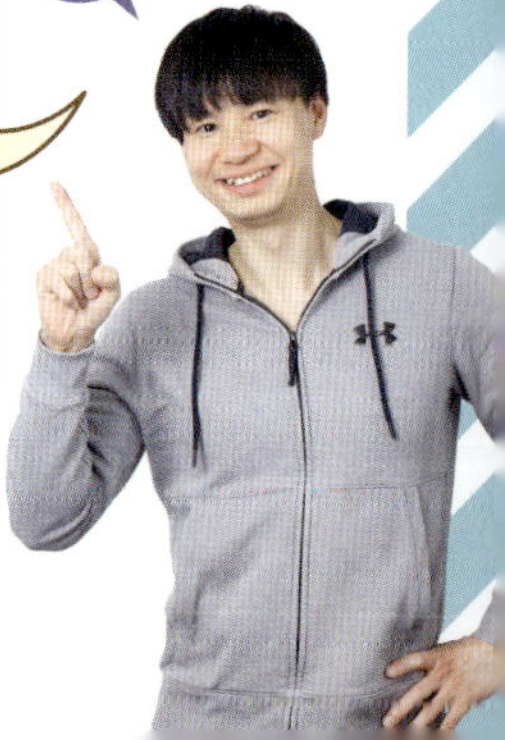

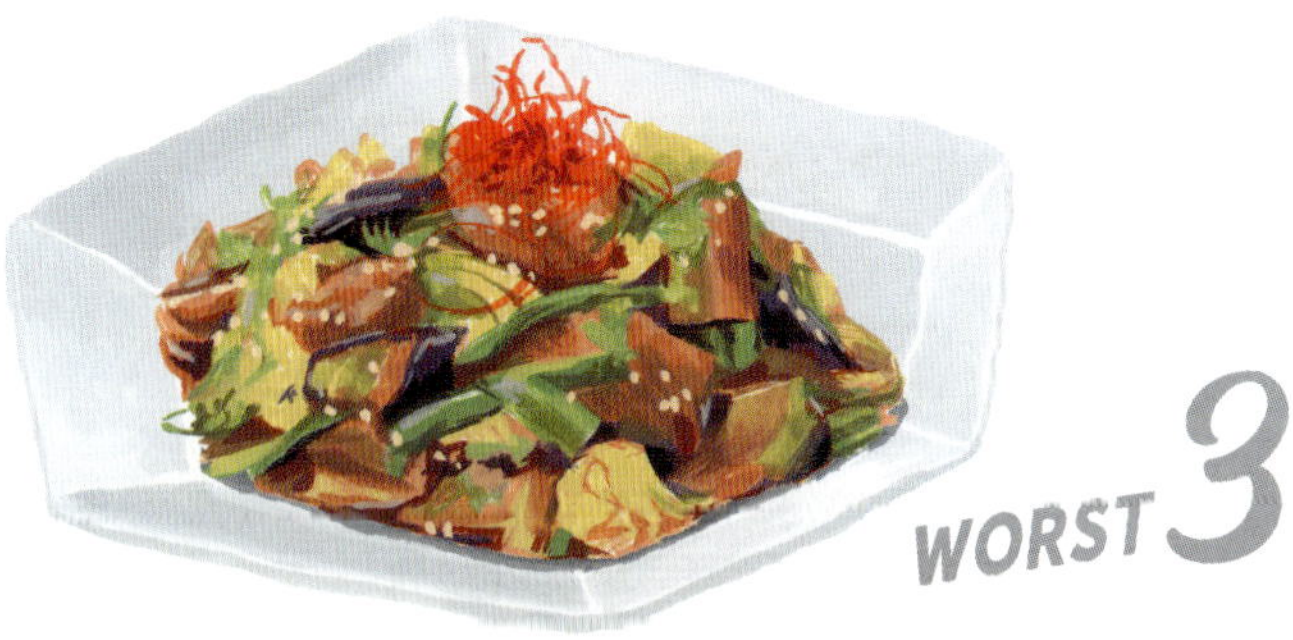

ワースト3を発表
なすと豚肉の組み合わせは危険と心得よ！

茄子と豚肉のコク旨味噌炒め

790kcal P 22.6g F 37.8g C 85.4g

ダイエット中に外食でなすと豚肉が入った料理は基本アウト。なぜなら、なすは油を吸わせる調理が多く、外食の豚肉は大抵、バラやロースなど脂質の多い部位を使っているから。この定食はたんぱく質が約23gなのに対し、脂質が約38gと全体カロリーの約40%を占めてしまっています。脂質はベスト3の「さばの炭火焼き定食」（約37g）とさほど変わらないし、カロリーはこちらのほうが低い。しかし、脂質の中身が全く違うんです。

魚やナッツに含まれるオメガ3系の脂質は、健康や美容効果の高い良質な脂質。一方、揚げ物や油をたくさん吸った料理にはキャノーラ油などオメガ6系の油が使われ、質の悪い脂質が多く入っています。必須脂肪酸ではありますが、オメガ6の摂り過ぎはアレルギーなど健康被害をもたらすとも言われ、今は摂取量を減らそうというのが主流の考え方。ちなみに、脂質は吸った油だけではなく、お肉自体にも含まれています。そちらも飽和脂肪酸がメインで体にいいとは言えないんですね。つまり、**栄養バランスやカロリーの摂取量が同等でも、その中身を精査することが大切**なのです。

“いいヤツそうで実はワル”な
トラップメニューに注意！

WORST 2

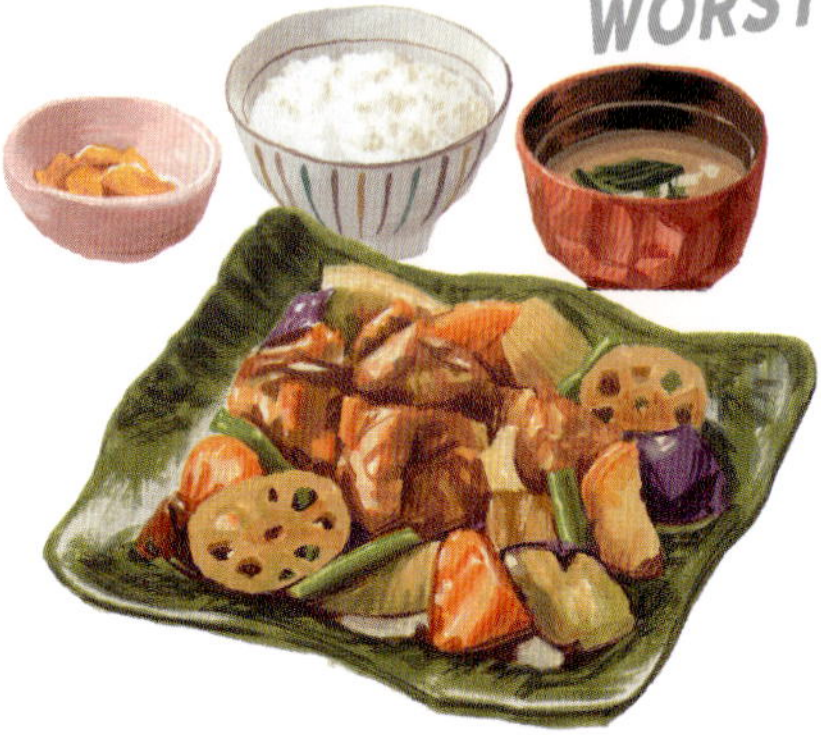

鶏と野菜の黒酢あん
949kcal Ⓟ28.3g Ⓕ34.4g Ⓒ127.3g
※ミニサラダ付き

鶏 肉、野菜、黒酢というワードがめちゃくちゃ体に良さそうですが、こちらは注意すべきトラップメニュー！ たんぱく質と脂質のバランスが悪く、脂質の割合が多くて高カロリー。おそらく素揚げされた具材が油を吸っちゃっているためでしょう。栄養バランス的にもっと悪いメニューもありますが、「良いイメージがある割に良くない」というトラップが決定打となりランクイン。体に良さそうと思って食べるのは違うってことを知っておきましょう。

ビッグマック2.5個分!?
ぶっちぎりのワースト1

WORST 1

若 返りやせに向かないワースト1。これは見るからにヤバい（笑）！「五穀ご飯」にしても1200kcalオーバーでダイエット中の女性はこれ一食で一日の摂取量に到達しちゃいそう。チキン南蛮は揚げ物に甘辛なソースとタルタルソースをダブルがけするため、カロリーが尋常じゃないんです。特筆すべきは良質ではない脂質が70g以上もあること。マクドナルドのビッグマックでも28gほどなので、ビッグマックを2個食べてもまだ足りないくらいの脂質が入っちゃってます。

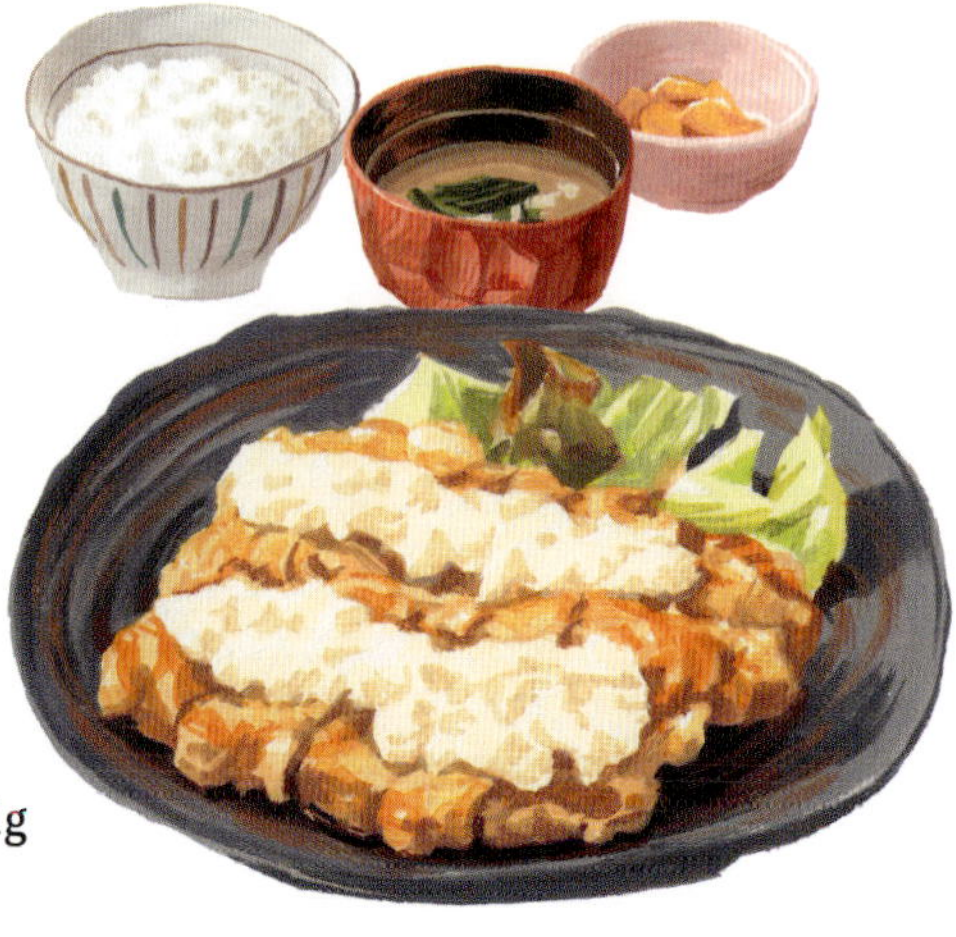

大戸屋風チキン南蛮
1268kcal Ⓟ44.8g Ⓕ71.9g Ⓒ102.1g

ロイヤルホスト編

ハンバーグに正解はない！ダイエットに不向きな洋食の選び方

バラエティ豊かで、クオリティの高い洋食が楽しめるロイヤルホスト。「きっと若返りやせに役立つメニューも多いのでは？」と期待を抱く人も多いでしょう。しかし、僕たちダイエットのプロから見ると、ロイヤルホストはダイエットなどを念頭にメニュー開発している店ではなく、最優先しているのは料理の味やクオリティという印象。おいしさを最優先にするということは、必然的に糖質や脂質の多いハイカロリーな料理が多いということです。そのため、何も考えずにメニューを選ぶと１０００㎉を超えていることもザラにあります。

そこで、お肉、シーフード、その他洋食の３つのカテゴリー別に、ダメージの少ないメニューの選び方をお教えしましょう。

肉は量に応じて攻略すべし！

まずはお肉の選び方。ロイヤルホストのメニューで大部分を占めているのはサーロイ

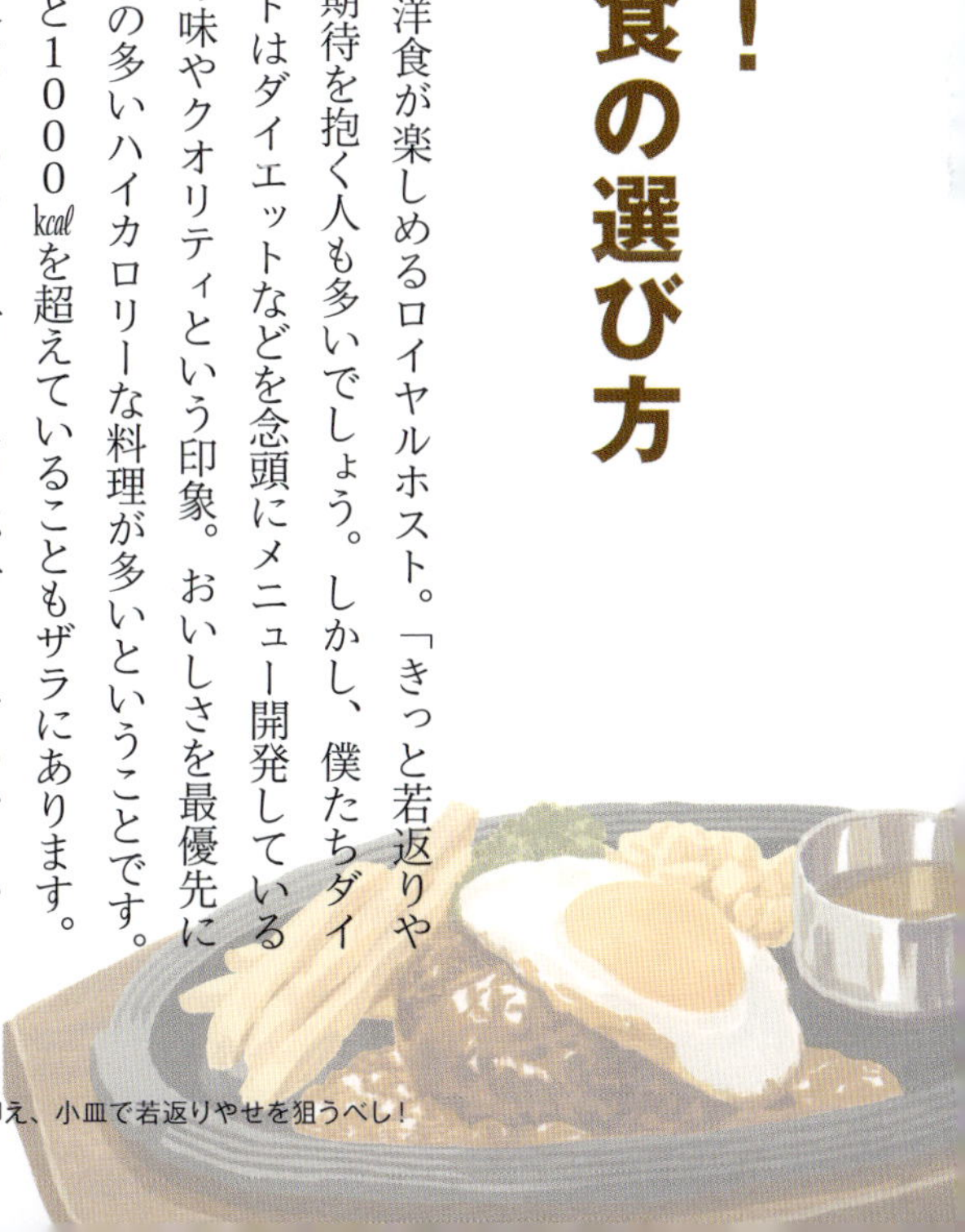

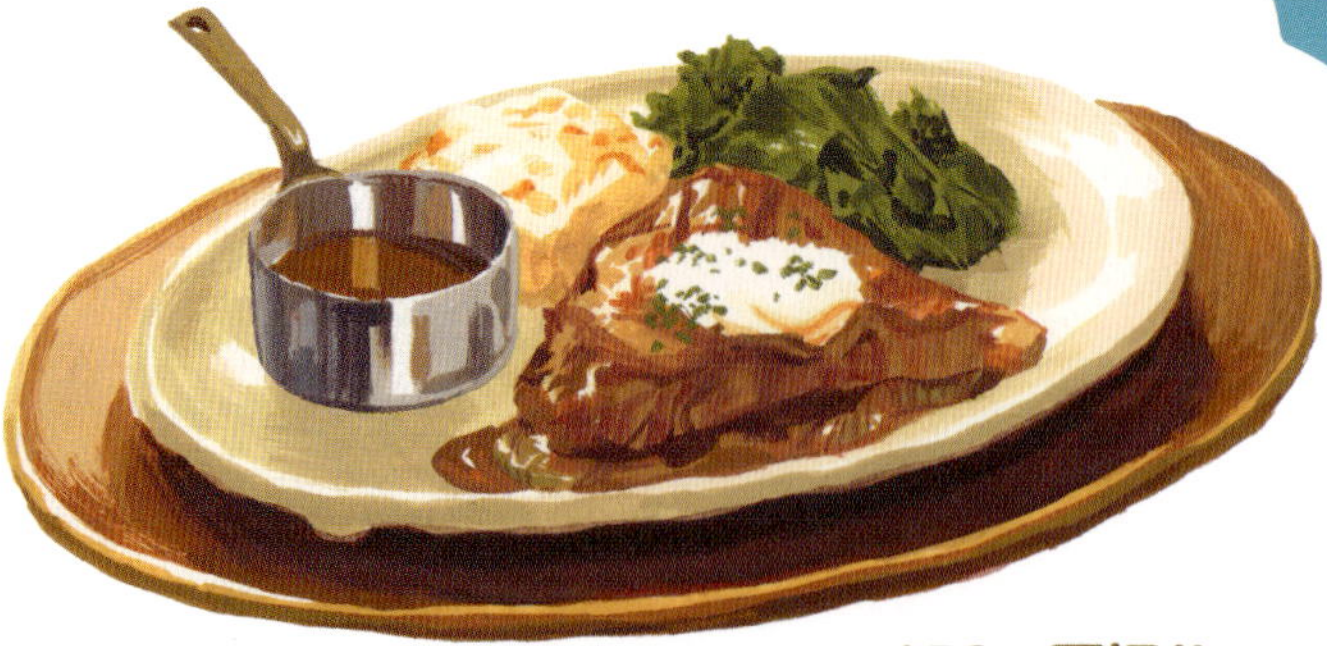

**150g厚切りアンガス
サーロインステーキ ぽん酢ソース**

591kcal Ⓟ30.4g Ⓕ44.8g Ⓒ23.1g

ンステーキとハンバーグですが、実はこの2つ、お肉の中でもダイエットに不向きな栄養バランスであることがほとんど。外食のサーロインやハンバーグは大量の脂質が入っているため、ほぼアウトと考えていいです。

逆に、**肉自体の脂質が少ない「ヒレ」「ムネ」「ささみ」といった単語が入っているメニューは、高たんぱく・低脂質が叶いやすいメニュー**になり、当たりの可能性が大。しかし残念ながら、ロイヤルホストにはこれらのメニューは見当たりません。つまり、肉のおすすめメニューが存在しないという結果に……。

とはいえ、「やっぱり肉が食べたい！」という人は多いでしょう。その時の選択肢は「１５０ｇの肉を選び、ライスを少なめで我慢する」こと。最適なメニューが「１５０ｇ厚切りアンガスサーロインステーキ ぽん酢ソース」で、小盛りライスやパンをつけても７３０〜７９０kcal前後に収まります。糖質のおすすめは雑穀ごはん（小盛り）。白米に比べビタミン、ミネラル、食物繊維が多く含まれ、たんぱく質も約5g摂れます。ちなみに、こちらのステーキは３００ｇも選べますが、カロリーが約１０００kcal、脂質が約80gでさすがにヤバい！ 男性で、かつ、今日はたくさん運動するぞ！というノリじゃないとダイエットは難しいでしょう。

Ⓟたんぱく質 Ⓕ脂質 Ⓒ炭水化物（糖質＋食物繊維）

ハンバーグに正解はなし！
豚ロースやチキンも侮るべからず

脂質が多いハンバーグに正解はなし！　例えば人気の「黒×黒ハンバーグ ガーリッククリームソース」は約６９０kcalでたんぱく質約28g、脂質約45gと栄養バランスが悪い。さらに、卵は準完全栄養食だからと目玉焼きのせを選ぶと８００kcal台のハイカロリーに。ここまでカロリー過多になると、栄養バランスを整えても意味がありません。ダメージを和らげるなら「あつあつ鉄板 和風ハンバーグ（おろし醤油ソース）」がおすすめです。たんぱく質25g台、脂質約38gで約６００kcalと最も低脂質・低カロリーになります（あくまでハンバーグの中での話）。

豚ロースは良いロース肉ほど脂質が高く、安いロース肉は意外とカロリーが低いもの。ロイホは前者で「国産豚ポークロースステーキ」でも約８００kcal、脂質が約53gもあるため、食べるならやはり単品にしましょう。チキンは脂質が低めですが、「あつあつ鉄板チキングリル」は約８５０kcalで脂質が約57g。**そもそも脂質が50gを超える時点で異常。**ライスを足すと９００kcal超なので、ライスを少なめに、チキンの皮を残すなど工夫しましょう。

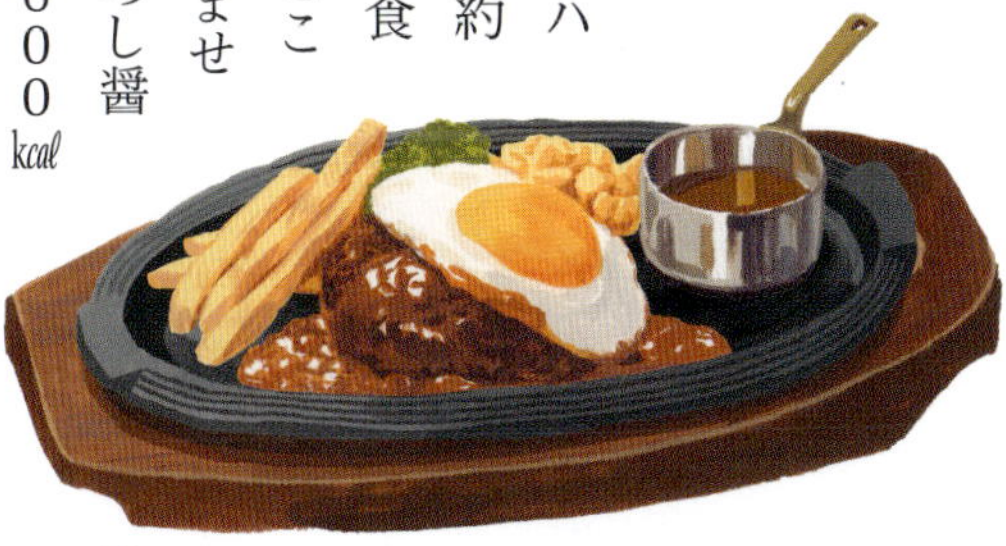

**あつあつ鉄板
和風ハンバーグ
（おろし醤油ソース）**

604kcal

P 25.5g　F 38.5g　C 36.6g

**あつあつ鉄板
チキングリル バター醤油ソース**

854kcal

P 58.1g　F 56.9g　C 28.2g

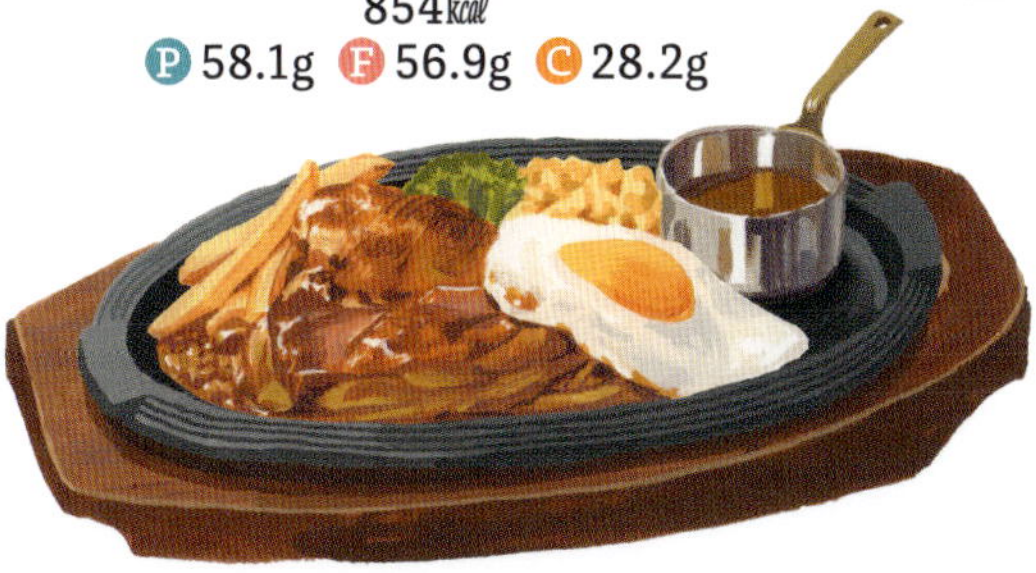

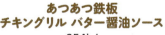

ロイホの最優秀メニュー

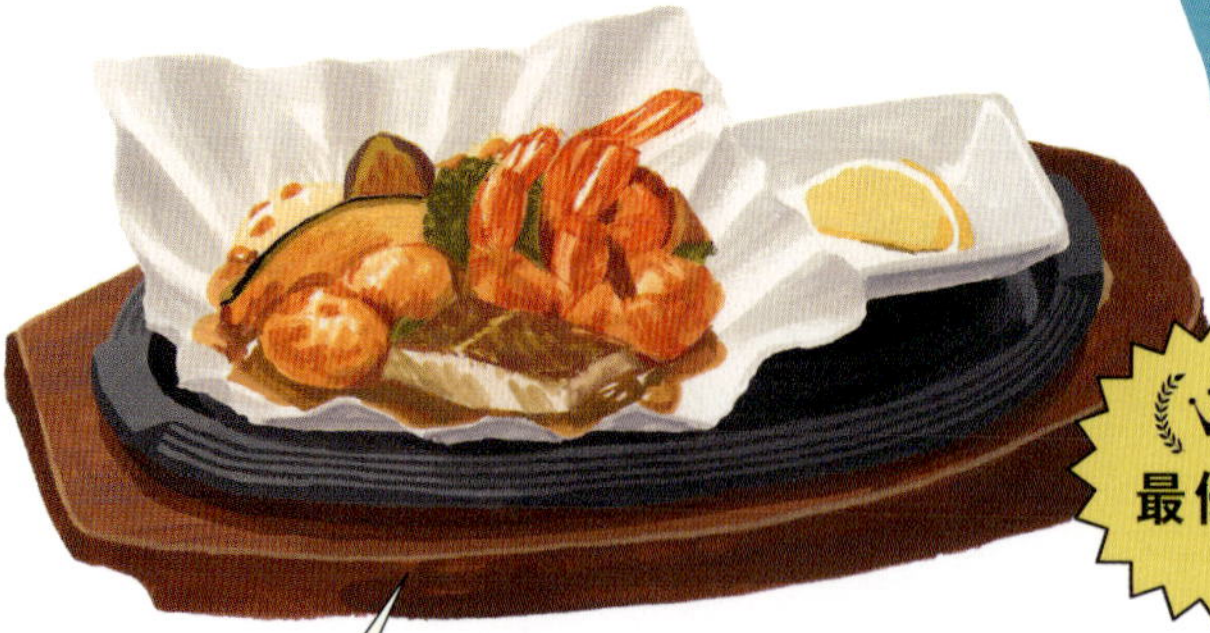

最優秀

このメニューだけ、デザートをつけてもOK！

真鯛・海老・帆立のあつあつグリル
～温野菜添え～

447kcal P 32.2g F 23.5g C 26.9g

「迷ったらシーフード」が正解への近道

外食だと高脂質になりがちな肉メニューに対し、比較的ダイエットに向いているのがシーフード。その中にも正解・不正解はありますが、正解に辿り着く可能性が高いんです。ただ揚げ物とドリアには要注意。例えば「ミックスフライ」は揚げ物オンパレードなのでカロリーが約６２０kcalなのに対し、たんぱく質約15g、脂質約47g（トリプルスコア！）と栄養バランスがガタガタ。「海老と帆立のシーフードドリア」も同様で、たんぱく質約23gに対し、脂質約41gと脂質が高くなってしまいます。

それ以外のシーフードはどれもＯＫですが、イチオシは「真鯛・海老・帆立のあつあつグリル 温野菜添え」です。たんぱく質が約31gも摂れてカロリーは約４４０kcal。最も良い点は真鯛が入っていること！ 魚に含まれるＤＨＡやＥＰＡなどオメガ3系の脂肪酸は、血液をサラサラにしたり、老化の原因となる体内の炎症を防いだりなど、美容効果が高い良質な脂質です。アンチエイジングという観点からも優れたメニューと言えるでしょう。

column 豆知識

洋菓子 or 和菓子？
正しいデザートの選び方

デザートは200kcal以下でボリューミーなパフェは避けたいけれど、メインの食事のカロリーをしっかり抑えれば「コーヒーゼリーサンデー」（約290kcal）くらいなら OK。「ダブルチョイスアイス」（1個68kcalから）なら200kcal以下に抑えられます。デザートを付ける際に知っておきたい豆知識をひとつ。洋菓子に比べ、和菓子はヘルシーと考えている人も多いと思いますが、それは食べ合わせ次第。基本的に洋菓子は脂質が、和菓子は糖質が多い。そのため、ごはんや麺類でしっかり糖質を摂ったのに、和菓子を食べると糖質過多に。一方、ハンバーグなど脂質の多い食事に洋菓子をつけると、脂質が突き抜けてしまいます。**要は食事全体の栄養バランスを考えることが大切**。ちなみに「真鯛・海老・帆立のあつあつグリル」は脂質も糖質も控えめなので、デザートにどちらを選んでも大丈夫ですよ。

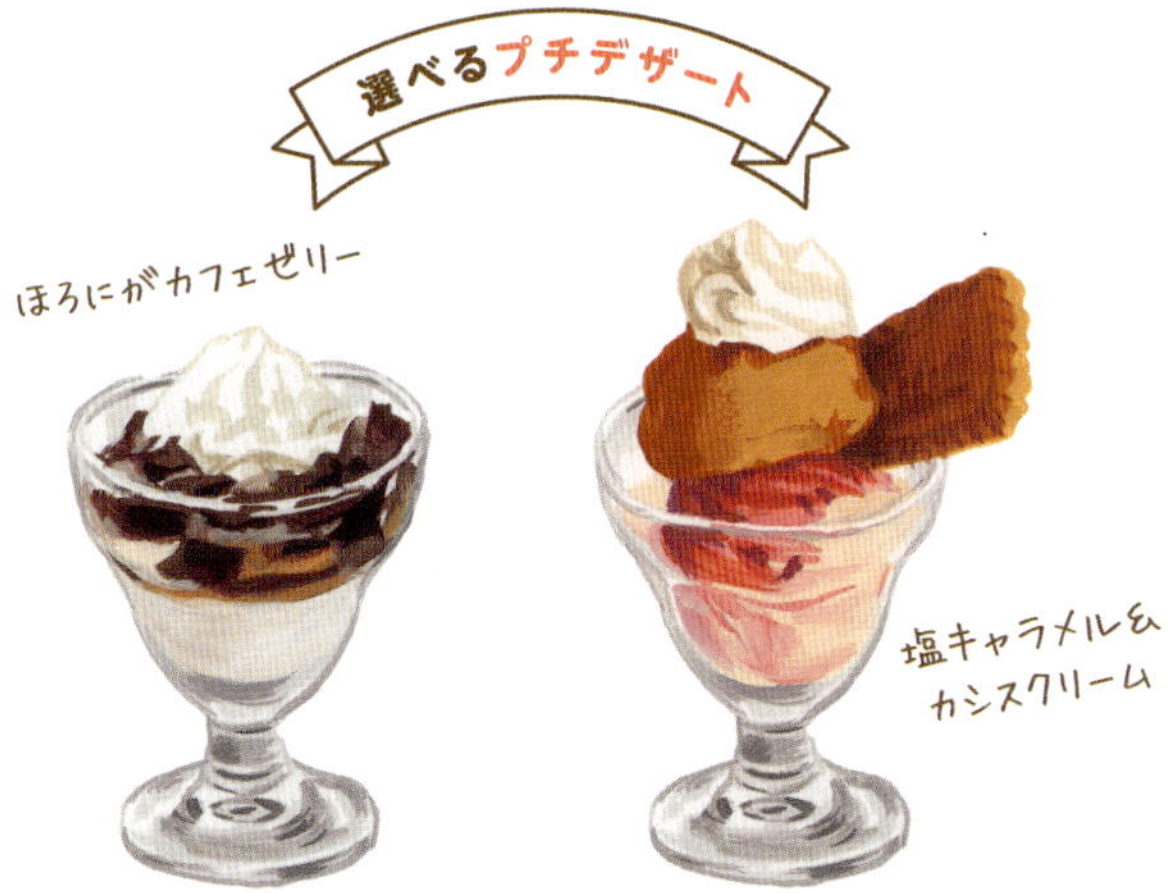
選べるプチデザート
ほろにがカフェゼリー
塩キャラメル＆
カシスクリーム

おわりに

この本を最後まで読んでいただき、ありがとうございます。

ダイエットを頑張りたいけれど、外食を避けるのは難しい。そんな悩みを抱えている方にとって、この本が「外食をしながら若返りやせ」という新しい視点を提供できたなら嬉しいです。

ダイエットは決して我慢の連続ではなく、選び方ひとつで大きく変わります。外食が多いから無理、なんて諦める必要はありません。むしろ、外食だからこそ得られるメリットもあるんです。

この本で学んだことを実践し、自分に合ったスタイルで続けていけば、きっと結果はついてきます。大事なのは「続けられること」です。好きなものを上手に楽しみながら、無理なく理想の体を目指してくださいね。

皆さまのダイエットが楽しく、充実したものになることを心から願っています！

ファイト！

石本哲郎

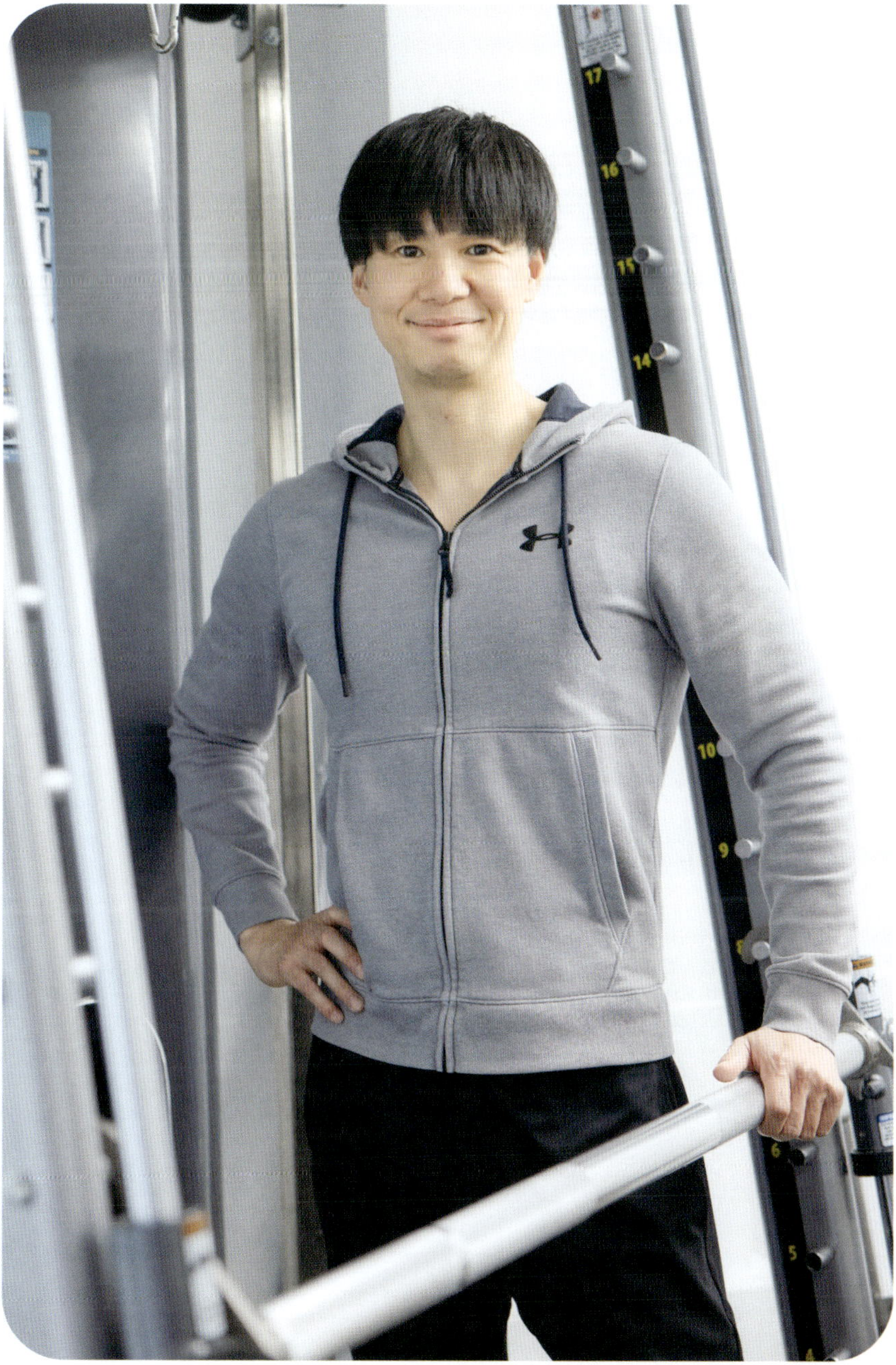

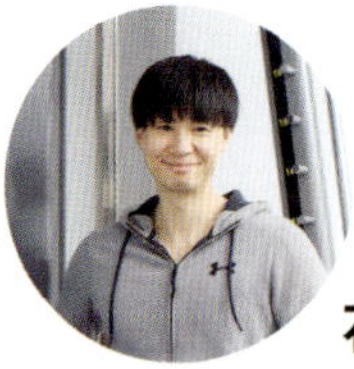

石本哲郎 (いしもとてつろう)

女性専門のパーソナルトレーナー。東京や神奈川にて、女性専門パーソナルジム「リメイク」や女性専門フィットネスショップ「リーンメイク」を数店舗運営。女性のダイエットに関わる医学、栄養学、トレーニングメソッドについての豊富な知識と、自ら意図的に太ってやせる「減量」実験の成果から編み出した独自のメソッドで、のべ1万人以上の女性の体づくりを指導し、成功へと導く。ダイエットに悩む一般女性の指導をもっとも得意とし、「健康的かつきれいに女性の体を変える技術」に定評がある。代表作『神やせ7日間ダイエット』などを含め著書累計20万部を超える。

▶ @teamishimoto　 @ishimoto14　✕ @ishimoto14
Blog https://www.body-make.com/blog/

マネするだけで"若返りやせ"！
石本哲郎式 外食やせダイエット

第1刷　2025年3月20日

著　者　石本 哲郎（いしもと てつろう）
発行者　小宮英行
発行所　株式会社 徳間書店
　　　　〒141-8202 東京都品川区上大崎3-1-1
　　　　目黒セントラルスクエア
　　　　電話　編集（03）5403-4304
　　　　電話　販売（049）293-5521
　　　　振替　00140-0-44392

印刷・製本　株式会社 広済堂ネクスト

本書の無断複写は著作権法上での例外を除き禁じられています。
購入者以外の第三者による本書のいかなる電子複製も一切認められておりません。
乱丁・落丁はおとりかえ致します。

©Tetsuro Ishimoto 2025 Printed in Japan
ISBN978-4-19-865984-4